"十四五"高等职业教育创新教材

供临床、基础、预防、护理、口腔、药学、检验、康复等专业使用

# 医学形态学实验教程

| | | |
|---|---|---|
| **主　编** | 晋佳路　郭　海 | |

| | | | |
|---|---|---|---|
| **副主编** | 孙　韬　　赵利萍　　邵玉普　　李晓英 | | |
| | 高文涛　　王凌霄　　李振江 | | |

**编　委**（以姓氏笔画为序）

王凌霄　　孙　韬　　李振江　　李晓英

邵玉普　　赵利萍　　晋佳路　　高文涛

郭　海

北京科学技术出版社

图书在版编目（CIP）数据

医学形态学实验教程/晋佳路，郭海主编 . — 北京：
北京科学技术出版社，2022.9（2024.8重印）
ISBN 978-7-5714-2438-1

Ⅰ.①医… Ⅱ.①晋… ②郭… Ⅲ.①人体形态学–实
验–高等职业教育–教材 Ⅳ.①R32-33

中国版本图书馆 CIP 数据核字（2022）第 138118 号

策划编辑：马　驰　曾小珍
责任编辑：宋　玥
责任校对：贾　荣
图文制作：舒斋文化
责任印制：李　茗
出 版 人：曾庆宇
出版发行：北京科学技术出版社
社　　址：北京西直门南大街 16 号
邮政编码：100035
电　　话：0086-10-66135495（总编室）　　0086-10-66113227（发行部）
网　　址：www.bkydw.cn
印　　刷：河北鑫兆源印刷有限公司
开　　本：889 mm×1194 mm　1/16
字　　数：257 千字
印　　张：10
版　　次：2022 年 9 月第 1 版
印　　次：2024 年 8 月第 3 次印刷
ISBN 978-7-5714-2438-1

定　　价：45.00 元

京科版图书，版权所有，侵权必究
京科版图书，印装差错，负责退换

# 前　言

医学形态学实验是研究正常人体的结构、功能以及病理状态下所发生的形态和功能改变的基础医学实验学科，是基础医学课程的重要组成部分，涉及人体解剖学、组织学与胚胎学、病理学、病原生物学与免疫学等多个学科的实验内容。其原则是以器官为中心、以疾病为主导，将宏观与微观、基础与临床相结合。

本教材作为本系列规划教材的重要教材之一，在北京科学技术出版社的组织下，由学校长期从事医学形态学课程教学工作的资深教师进行编写。编写团队根据教育部和国家卫生健康委员会关于新时代职业教育精神和卫生职业教育的要求，坚持"三基""五性""四贴近"原则，力求创新，以满足专业需求并体现职业教育的"五个对接"。

本教材包含人体解剖学、组织学与胚胎学、病理学、病原生物学与免疫学这四门学科的基本知识和基本实验操作技术，分为两篇：上篇为医学形态学实验基本知识，包括绪论、常用实验仪器设备、实验动物学的基本知识、医学形态学实验常用方法共4章，内容涵盖实验报告书写、绘图要求、实验室规则、各种显微镜的使用、切片制作技术、标本和切片的观察方法等；下篇为医学形态学基本实验，包括人体解剖学、组织学与胚胎学、病理学、病原生物学与免疫学共4章，包括这四门学科共55个实验教学项目，内容涵盖实验目的、实验材料、实验内容、实验作业等。

本教材的特色与创新之处在于以下方面。

（1）知识体系具有连贯性和系统性。四门医学形态学学科的实验教学资源前后呼应，使形态学实验体系由分散、平行转向了层次分明的树状结构，可以使学生实现从正常结构到异常结构、从宏观层面到微观层面、从基础知识到临床病理的融会贯通。

（2）重点实验内容配有教师制作的配套数字资源（微视频、微课、教学幻灯片等），通过扫描书中的二维码观看学习，可更好地实现课前、课上、课后三阶段的教与学，实现随时随地的交互式、沉浸式、虚实结合、线上与线下相结合的现代化形态学实验教学模式。

（3）实验项目可以让学生对理论知识进行验证、巩固，实现教、学、练、考同步并进；还可培养学生的创新实验设计能力，帮助学生形成科学的思维方法，提高其分析问题和解决问题的能力。

本教材主要适用于高等职业教育中临床医学、护理学、医学检验技术、医学影像技术、预防医学等专业的医学形态学课程的实验教学。由于各专业的要求与学时不同，可根据实际情况选择实验项目。

本教材由长期从事形态学实验教学的专家、教授和青年教师共同编写而成，得到了学校领导、教务处领导以及形态学相关教研室张艳主任、薛玉仙主任、靳静主任、曹静静老师、张改老师的大力支持，编写过程中编者也参考了部分兄弟院校的实验教材，在此一并致以衷心的感谢！由于本教材涉及一些交叉学科内容，编者水平有限，加之时间仓促，本教材中可能存在一些不足之处，恳请广大师生和读者在使用过程中提供反馈信息，以利于再次修订时完善。

晋佳路　郭　海

2022 年 6 月

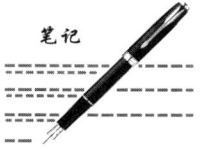

# 目　录

# 下篇　医学形态学基本实验

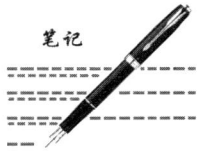

# 上篇 医学形态学实验基本知识

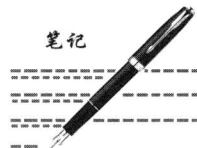

# 第一章 绪 论

## 第一节 概 述

医学形态学实验是从组织学、胚胎学、病理学、病原生物学的实验教学中衍生而来的，是用整合的思想将有关形态的理论知识和实验技能有机结合而形成的一门独立的学科。其主要任务是通过各种实验观察构成人体的细胞、组织、胚胎的形态结构，观察引起机体产生各种疾病的病原生物的形态结构以及各种疾病所致的器官、系统的病理变化。其目的在于通过实验让学生熟悉医学形态学实验的常用仪器设备，掌握医学形态学实验常用的方法和技能，验证和巩固理论知识，从形态学方面对人体的正常结构、病理变化和引起变化的病原生物有一个比较全面、系统的了解。在此基础上培养学生进行创新实验的设计，形成科学的思维方法，提高分析问题和解决问题的能力。

## 第二节 医学形态学实验的目的和要求

（1）掌握医学形态学实验的基本理论和基本实验技能，熟悉医学形态学实验常用仪器设备的正确使用和基本维护方法。

（2）重视实验课程，培养认真操作、仔细观察、准确记录、正确分析结果的科学作风。

（3）学会运用比较、分析和综合的科学方法，提高分析问题和解决问题的能力。

（4）培养自主求知和探索的欲望，强化创新意识。

（5）在实验课程结束时，应圆满完成实验大纲规定的学习任务。

## 第三节 实验报告书写

实验报告是学生完成实验后对实验的文字总结，应以实事求是的科学态度书写实验报告，书写的主要内容包括以下几个方面。

1. **基本情况** 实验者姓名、年级、专业、班级、组别、学号、实验日期、科目。

2. **实验名称** 例如：革兰染色法、寄生虫学病原检查、心肌组织观察等均为具体的实验名称。

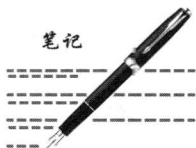

3. 实验目的和要求　实验内容不同，其实验目的和要求也不同。通常是通过实验拟解决什么问题、达到什么目标、收到什么效果等，简单归纳成几条。

4. 实验原理　简要叙述实验的基本理论和基础知识。

5. 仪器设备和材料试剂　列出实验必须使用的仪器设备名称、型号、数量、性能要求，以及实验中使用的主要材料、试剂名称等。

6. 实验动物　对实验动物的描述应包括种属、名称、性别、体重、健康状况。

7. 实验方法和步骤　应简明扼要地叙述主要的实验方法、实验技术和操作顺序（步骤），不要一字不漏地照教材抄写。

8. 实验结果　实验结果是实验报告的重要部分，根据实验目的，将实验过程中对观察到的现象所做的原始记录（包括笔记、图像、仪器输出的打印结果）进行归类，并进行条理化、系统化的整理和计算处理。实验结果应客观、真实。对实验结果的描述分为文字和数据两个方面，尽量做到图文并茂、一目了然。

9. 分析与讨论　分析与讨论是利用所学的理论知识解释实验现象和结果，要重点说明因果关系、一般规律与特殊规律之间的关系，同时对实验中出现的"异常现象"加以分析。

10. 实验结论　实验结论是根据实验结果揭示的事实来回答实验前提出的问题，应简明扼要、高度概括、符合逻辑。

# 第四节　绘图要求

医学形态学实验中，绘图是一项重要的基本技能，通过绘图记录能加深对所学知识的理解和记忆，并能训练绘图技巧。

1. 显微图像（切片或涂片）的绘图要求

（1）在全面观察的基础上，选择有代表性或结构典型的部位，尽可能描绘出能概括整个组织或器官的主要内容。

（2）绘图必须实事求是，看到什么内容就画什么，要注意各种结构之间的大小比例、位置及颜色，正确地反映镜下所见，不能凭记忆或照图谱摹画。

（3）准备工作。准备好绘图纸、红蓝铅笔、普通铅笔、直尺、橡皮等，在课前将绘图铅笔笔尖削成流线型以方便使用。

（4）预览设计。首先用低倍镜观察正常组织或病变组织的基本结构，确定所要绘图的部位；然后用高倍镜仔细观察细胞的形态、细微的病变，确定绘图的目标，同时进行构图设计。按照教师的要求（所绘图片要表达的内容、放大倍数）设计图面的规格（长方形或圆形、大小比例）。显微镜放大倍数一般分为低倍（10×10）、中倍（10×25）和高倍（10×40）。图形一般为正方形，一般参照红细胞或淋巴细胞（比较常见，容易找到）大小，确定各种细胞相应的比例，这样才不致失真。如果把单核细胞画得比淋巴细胞还小，就不真实。

（5）铅笔用法。绘图要用红蓝铅笔，在苏木精-伊红染色（hematoxylin-eosin staining，HE 染色）切片中细胞核和嗜碱性颗粒等用蓝色笔，细胞质和嗜酸性颗粒等用红色笔分别描画。绘图铅笔根据需要可有不同的用法。绘制组织轮廓及线条时可用拿钢笔的姿势，画纤维素时可用较细的线条，而胶原纤维则应用粗线条描绘；绘制各种颗粒或碎屑，可用拿毛笔的姿势，色素颗粒比较细小，而坏死碎片略不规则，画低倍镜下的红细胞或细胞核时，为使其圆满，可在点下后旋转一下；绘制大片均匀的物质时，可用拿琴弓的姿势，用红色笔在纸上涂抹出相应范围的坏死物、玻璃样变性、蛋白管型、水肿液等。简单地说，用两种颜色（红、蓝）、三种手法（线、点、涂），即可进行绘图。

（6）绘图类型。一般要求绘制写真图，即用素描的方法，如实反映镜下所见。有时要求在理解的基础上绘制模式图，如将各种炎症细胞或分散的不典型的病变进行抽象概括并画一张综合图，以反映如肿瘤细胞的异型性等主题，可根据具体情况灵活掌握。

（7）绘图程序。在详细观察、认真构思的基础上，用红铅笔淡淡画出各种组织和细胞的轮廓，并注意其相互比例，力求反映出其组织学特征和病理学特征。如在绘制肝细胞脂肪变性（高倍图）时，既要能看出肝细胞索、肝窦，又要能看出肝细胞内圆形空泡（脂滴），才算得上合格。在构图基本满意后，再逐渐加重笔力，使轮廓更清晰，然后再进行修饰。例如，可用红铅笔将水肿液涂成淡红色，将红细胞涂成深红色，将白细胞核涂成分叶状，将淋巴细胞核涂成深蓝色，间质中的一些成分也应依次添上，使图渐臻完美。画图时一定要注意慎重构思、轻描轮廓、先浅后深、循序渐进。如果开始时就落笔重、颜色深，则难以修改。

绘图后必须用普通铅笔在图右侧画出多条引线，进行标注（注明各种结构名称）。引线要平行、整齐，终点在同一垂直线上，不要交叉或随便拉线。引线图内一端是要注明的成分，图外一端为说明文字，也可以是编号，在图下方依次说明。

（8）图下方要注明所观察的标本名称（或病理诊断、细菌种类等）、取材材料、染色方法、放大倍数和日期等。

2. 大体标本的绘图要求　大体标本一般应绘制成线条图，首先将标本置于明视距离20 cm 左右处，在绘图纸上画一视平线，再画一条垂直虚线，标明尺寸，然后测量标本尺寸，按比例放大或缩小，在预定位置画出轮廓，逐步修正，定稿后再加深线条。如果要体现标本的立体感，可从视平线上或视平线以外选择一个焦点，由此点画数条虚线，与标本图上的数个凹凸点相连，按照标本的厚薄截取适当长度，画出标本的侧面。必要时加上疏密不等的小点或线条（直线或曲线），以衬托其立体感及光泽度。

**附：组织学及病理学手绘图和实验报告举例**

1. 组织学实验报告举例

实验二　上皮组织

实验内容：

绘　图：

（图）　细胞游离面／细胞核／细胞基底面

名称：单层柱状上皮
取材：人胆囊
染色：HE
放大倍数：10×40
日期：2022年3月8日

2. 病理学实验报告举例

---

实验一 细胞和组织的适应、损伤与修复

实验内容：

绘 图：

（图）　————— 新生毛细血管
　　　　————— 成纤维细胞
　　　　————— 炎症细胞

染色：HE
放大倍数：10×40
描述：1. ×××
　　　　2. ×××
　　　　3. ×××
病理诊断：×××

---

# 第五节　实验室规则

实验室是教学、科研的重要场所和仪器设备较为集中的场地，为确保教学、科研的正常运行，营造一个清洁、文明、安全、舒适的实验环境，要求遵守如下规则。

（1）凡到实验室进行教学、科研活动的人员，必须根据实验室准入制度、教学和科研活动的要求，经实验室负责人同意后方可进入并开展相应活动；校外人员做实验或参观，事先必须经过主管领导的批准。

（2）凡进入实验室，必须遵守纪律，爱护公物，保持室内肃静和清洁，严禁吸烟和随地吐痰。

（3）仪器设备未经主管人员同意不可随意动用；精密、贵重的仪器设备，不熟悉其性能和操作方法者，不准使用。

（4）师生在实验室进行实验及研究工作，必须服从实验室主任和实验教师的安排，严格遵守实验室的规章制度和操作规程。

（5）严格执行安全措施，确保实验操作者的安全。对易燃、易爆、剧毒物品，应指定专人保管，严格控制用量，严格按操作规程作业。妥善处理"三废"（废水、废气、固体废物），严禁将危险物品带出实验室。

（6）仪器、设备和器材建立账、卡，保持账、物、卡相符；按照不同类别和要求严加管理，做好维护保养工作。凡外借仪器，须经主管领导和实验室主任同意后方可；仪器设备丢失或引发事故时，应立即报告主管部门领导，以便及时处理。

（7）实验室不得存放任何与实验室无关的物资，保持室内整洁。实验后关好门窗、水龙头，切断电源，做好值班记录和交接班工作。

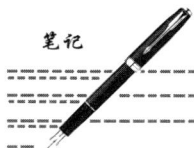

# 第六节  学生实验守则

（1）学生进行实验时，必须严格遵守实验室的规章制度。实验室内必须保持肃静、整洁，不得高声喧哗、随便走动。进入实验室需注意仪表形象，穿好白大衣，严禁赤膊、穿背心、穿拖鞋进入实验室。

（2）按照实验分组入室就座，实验组长负责领取并归还实验器材；不得擅自拆卸和更换显微镜的部件。

（3）学生在实验前务必做好预习工作，明确实验目的、原理、实验内容和基本操作要求，做到心中有数。

（4）认真倾听带教教师的讲解，仔细观察教师的示范操作。经指导教师认可后，才能开始做实验。

（5）实验过程中，严格按照实验步骤的要求进行操作，坚持实验的规范性和严谨性。

（6）仔细观察，真实地记录实验数据和结果，对错误的结果要认真分析，找出原因，得出结论。不得马虎从事，不准修改原始记录。

（7）防止各种事故的发生。如在病原生物学实验中发生割破皮肤及实验材料破损事故，应立即报告教师，进行紧急处理：皮肤破损处可用2%碘酒消毒，被污染的桌面、地面和物品可用3%甲酚皂（来苏尔）溶液消毒。易爆品（乙醇、二甲苯）不要靠近火源，如遇火险，先关掉电源，再扑灭火焰。

（8）使用后的仪器、设备交指导教师检查后，放回原位并清扫实验现场，经指导教师同意后方可离开实验室。如有损坏仪器、设备、器皿、工具者，应主动说明原因并接受检查，按规定填写报废单或损坏情况说明并酌情赔偿。

（9）实验结束后，将实验台收拾整齐，擦净桌面，洗手、消毒后离开实验室。值日生搞好室内卫生，并检查水、电开关是否关好，防止发生安全事故。

（10）及时、准确地填写《实验教学日志》及《仪器设备使用登记表》。

（11）认真书写实验报告并及时上交指导教师批改。不允许互相抄写实验报告。

# 第二章 常用实验仪器设备

医学形态学是实验性很强的医学基础学科，所以必须加强医学形态学的实验教学工作。必要的实验设备和实验条件是做好医学形态学实验教学的基础。本章简要介绍医学形态学实验常用仪器设备的构造、原理、操作方法及注意事项。

## 第一节 普通光学显微镜

普通光学显微镜（简称显微镜）是医学形态学实验的主要仪器。了解显微镜的构造，正确、熟练地使用显微镜是基本技能之一。

### 一、显微镜的构造

显微镜由机械部分和光学部分组成。

1. 机械部分（图2-1） 具有支持和调节光学部分的作用。

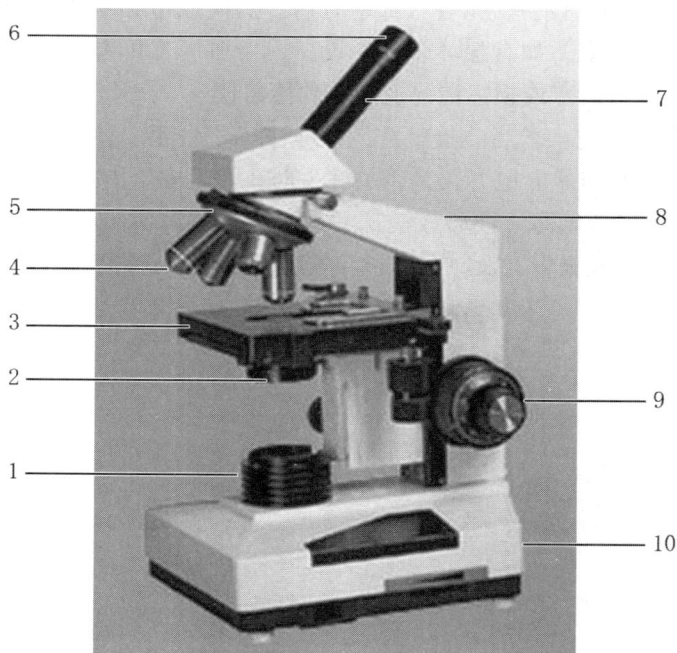

图2-1 显微镜的构造

1. 反光镜；2. 聚光器；3. 载物台；4. 物镜；5. 物镜转换器；
6. 目镜；7. 镜筒；8. 镜臂；9. 粗、细调节器；10. 镜座。

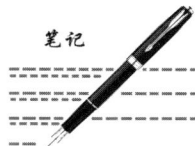

（1）镜座。又称底座，用于稳定和支持显微镜。

（2）镜臂。又称镜架，中部稍弯，供握持显微镜用。

（3）镜筒。有直立式和倾斜式，又有单镜筒和双镜筒两种，上端装有目镜。

（4）载物台。又称工作台，供放置标本的平台，中央有一圆孔，台上有移动器。

（5）物镜转换器。是固定物镜并可旋转定位的圆盘，便于更换物镜，以改变显微镜的放大倍数。

（6）粗、细调节器。可升降物镜或载物台，以调节物镜和切片之间的距离。粗调节器旋转 1 周，可使镜筒或载物台升降约 10 mm，多用于低倍镜观察；细调节器旋转 1 周，可使镜筒或载物台升降约 0.1 mm，多用于高倍镜和油镜下观察。

2. 光学部分

（1）目镜。即接近眼的光学部件，位于镜筒的上端，由接目镜和会聚透镜组成。其作用是把物镜放大的实像进一步放大。放大倍数一般为 5×、10×、16× 等，常用的为 10×。

（2）物镜。即面对被观察物的成实像的光学部件，装在物镜转换器上，由许多片不同焦距的凹凸透镜组成。其作用是把被观察的物体做第一次放大，放大倍数为 4× 者为放大镜，10× 者为低倍镜，40× 者为高倍镜，100× 者为油镜。

（3）聚光器。由聚光镜和光圈组成，其作用是把光线集中到要观察的标本上，使光线射入物镜。一般聚光镜的聚光点设计在其上端透镜平面上方约 1.25 mm 处，以适应载玻片的标准厚度（1.11 mm±0.04 mm）。光圈开启的大小和聚光器的高低可控制照明光线的强弱。

（4）光源。多为可调节亮度的 LED 光源，位于镜座中央。

**二、显微镜的主要性能**

1. 分辨率　是指人眼在 25 cm 的明视距离处或者是显微镜能分辨被检物体细微结构最小间隔的能力。如果两点能分辨清楚，那么这两点的距离即为分辨率。

2. 放大倍数　又称放大率，显微镜的总放大倍数等于物镜放大倍数和目镜放大倍数的乘积。

3. 清晰度　指显微镜形成明视物像的能力。

4. 焦点深度　即景深，当显微镜通过调焦观察标本的某一点时，不仅这一物点，它的上下侧也能看清楚，能看清楚的这两侧之间的厚度叫作焦点景深。物镜的放大倍数越高，焦点深度越小。

5. 视野　也叫视场，是指所看到的被检标本的范围。显微镜视场的大小与总放大倍数成反比，即放大倍数越高，视场越小，即所看到的标本范围越小。

6. 工作距离　当在显微镜下在看清标本时，物镜下沿到标本之间的距离被称为工作距离。物镜倍数越高，工作距离越小。因此，在使用高倍镜和油镜时应特别小心，不要压坏物镜或载玻片。

**三、显微镜的使用方法**

1. 取镜　取拿显微镜时要右手握镜臂，左手托镜座，将显微镜放置于左胸前方。轻拿轻放，避免碰撞。

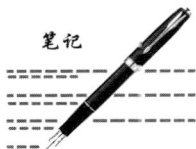

2. 对光　首先把显微镜放在胸前略偏左且距离台面边缘约 10 cm 的位置，将低倍镜转到镜筒的正下方，然后升高聚光器，打开光圈，两眼同时睁开，用左眼看目镜视野，调节反光镜直到视野内的光线均匀明亮为止。光线较弱时用反光镜的凹面进行采光。调节聚光器的高度、光圈的开闭程度和反光镜的角度能够影响视野内光线的强弱，视情况而调整。电光源调节好亮度即可。

3. 置片　将标本片置于载物台上，用片夹固定好（标本片有正反面之分），把要观察的部位移至圆孔的中央。

4. 调焦

（1）低、高倍镜的使用。①使用显微镜时必须端坐，座位高低要适当。②先将低倍镜转到工作位置，对光。③将标本片在载物台上放置好后，将待检部位移至低倍镜下；缓慢转动粗调节器，使低倍镜与标本片的距离达到最短；然后以反方向转动粗调节器，使载物台下降或物镜上升，直到视野内出现模糊图像时才改用细调节器，调到物像清晰为止。④用高倍镜观察时，将已经调好焦距的低倍镜直接转换为高倍镜，然后稍微调节细调节器，即可看到清晰的物像。⑤观察标本时应两眼同时睁开，以减少眼的疲劳，用左眼窥镜，用右眼书写和绘图。

低倍镜主要用于观察组织和器官的基本结构，所以观察要全面，待确定要详细观察的微细结构后，才将其调至视野中央，以高倍镜观察。多数组织结构用高倍镜已可辨认，但有些结构必须使用油镜才能观察清楚。

（2）油镜的使用。①先用低倍镜对光（光线宜强，应将光圈完全打开并升高聚光器，用反光镜凹面采光使视野光线饱满、均匀）。②置好片后，在标本片待检部位滴一滴香柏油（油量不能多，也不要涂开），然后转换为油镜。③浸油时，眼应在镜侧面观察，缓慢转动粗、细调节器，使油镜镜头浸入油滴内，当油镜镜头几乎接触玻片时停止转动。④调焦时，左眼观察视野，以与浸油时相反的方向缓慢调节粗、细调节器，待看到模糊物像时，再用细调节器来回小幅调节，即可清晰地看到物体的形态结构。⑤油镜去油时，用擦镜纸或脱脂棉蘸少许二甲苯或擦镜液（70% 的乙醚加 30% 的无水乙醇勾兑），将镜头及玻片上的香柏油轻轻擦拭干净。

使用油镜头加香柏油的原理：油镜放大倍数高而透镜很小。玻片和空气介质因密度不同而折光率不同，因此，自标本片透过的光线，有些光线经载玻片和空气折射后不能进入接物镜，或射入光线很少，使物像不清晰。在油镜和标本片之间滴加与玻璃折光率（$n=1.52$）相仿的香柏油（$n=1.515$），则使进入油镜的光线增多，视野内光亮度增强，使物像清晰。

### 四、显微镜的维护保养

（1）显微镜的细调节器最精密，容易磨损而失灵，要重点保护，尽量少用。在粗调节器没有找到物像前，不要盲目地使用细调节器，严禁以细调节器代替粗调节器来直接找物像。

（2）不要随便把目镜镜头取下，以免灰尘落到棱镜或物镜上，不用时应盖上防尘罩。

（3）用完油镜后，应用擦镜纸或脱脂棉蘸少许二甲苯或擦镜液（70% 的乙醚加 30% 的无水乙醇勾兑），将镜头和标本片擦拭干净，以免香柏油凝固在镜头顶端透镜上，影响成像的清晰度，使油镜的解像力下降，损伤镜头。

（4）为了保持显微镜各部件的性能，应避免日光直接照射，以免目镜、物镜脱胶而损坏。显微镜应放置在阴凉、干燥、无灰尘、无挥发性化学物质的地方。

# 第二节　倒置显微镜

1. 原理　倒置显微镜采用柯拉照明方式，其光路原理见图 2-2。柯拉照明系统的光源发出的光线通过聚光器后照亮标本，标本经物镜组、转像系统后成像在目镜的物方焦平面上，人眼通过目镜即可进行观察。倒置显微镜适用于生物学、医学等领域中的组织培养、细胞离体培养、浮游生物、环境保护、食品检验等的显微观察。

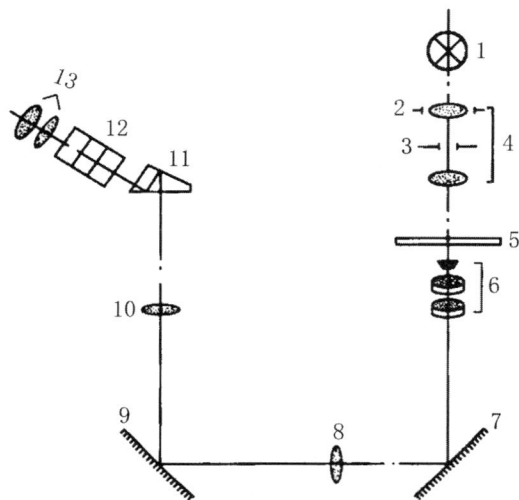

图 2-2　倒置显微镜的光路原理
1. 光源；2. 视场光栅；3. 孔径光栅；4. 聚光器；
5. 标本；6. 物镜组；7~12. 转像系统；13. 目镜。

（1）倒置显微镜的结构（图 2-3）与普通显微镜的主要区别在于，倒置显微镜的照明系统位于载物台之上，而物镜组则位于载物台之下，与普通显微镜正好相反。"倒置显微镜"由此得名。倒置显微镜的目镜和镜筒的纵轴与物镜的纵轴成 45°角。

（2）倒置显微镜由于使用场合的特殊性，常配有长工作距离的平场消色差物镜，以适应不同容器（如培养皿、培养瓶、试管、烧杯和烧瓶等）的安置。

（3）相板插孔可插入相板，用于进行相差观察。

2. 使用方法

（1）接通电源，根据使用目的，调节光源亮度。

（2）如目镜为双筒，可先调整双目镜之间的距离，使之与观察者两瞳孔的距离相适应。转动目镜调节圈，以取得较好的成像质量并与摄影取景达到同步聚焦。

（3）调节聚光器，使其处于定位位置并固定。将待观察标本放置在载物台上，关闭视场光栅，调节聚光器的升降，使目镜中同时看到标本和视场光栅的像，此时工作距离即为 27.4 mm。若培养瓶高度超过 27.4 mm，可把聚光器转离光路以获得工作距离更长的照明系统。

（4）旋转调节钮，使视场中心与目镜视场中心重合。

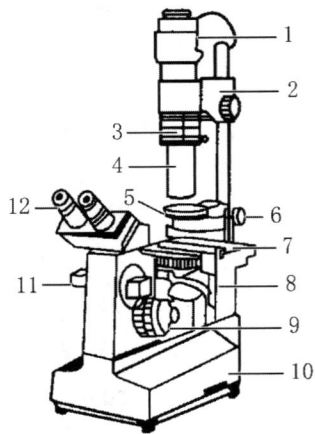

图 2-3 倒置显微镜的结构

1. 灯箱；2. 灯箱支臂；3. 滤光片夹持孔；4. 辅助聚光镜筒；

5. 聚光器；6. 聚光器调节钮；7. 载物台；8. 物镜旋转器；

9. 聚焦钮；10. 底座；11. 位相安置板；12. 双目镜。

（5）打开视场光栅，使其略大于目镜视场，拨动孔径光栅，调节至满意的程度。

（6）酌情选用滤光片，调节目镜使图像清晰。

3. 注意事项

（1）物镜常用一定厚度的玻片校正像差，在使用时要求培养瓶底、盖玻片或载玻片厚度与校正像差的玻片厚度一致，否则将影响物镜的成像质量。放大倍数越高，影响也越大。

（2）所用培养瓶底、盖玻片和载玻片要光洁。

（3）倒置显微镜一般均有相差显微镜的功能，进行相差观察时，应插入相板并换上相差物镜。进行普通观察时，则必须抽去相板并接上普通物镜，否则将影响成像质量。

# 第三节 电子显微镜

1. 原理 电子显微镜是根据电子光学原理，用电子束和电子透镜代替光束和光学透镜，使物质的细微结构在非常高的放大倍数下成像的仪器。

电子显微镜的分辨能力以它所能分辨的相邻两点的最小间距来表示。目前电子显微镜的最大放大倍数超过 300 万倍。因此，通过电子显微镜就能直接观察到某些重金属的原子和晶体中排列整齐的原子点阵。

2. 构造 电子显微镜由镜筒、真空系统和电源柜三部分组成，虽然它的分辨能力远胜于光学显微镜，但电子显微镜因需在真空条件下工作，所以很难观察活的生物，而且电子束的照射也会使生物样品受到辐照损伤。其他的问题，如电子枪亮度和电子透镜的质量等问题也有待继续研究。

3. 操作方法

（1）开机。打开循环水，依次启动主机和计算机。待主机启动后约 30 min 装样品。

（2）装样品。将样品杆水平向外拉，水平拔出样品杆。用尖头镊子夹取一个装有切片的铜网并放入安装槽内，装上垫片，固定好。将样品杆水平插入样品室，待样品外室

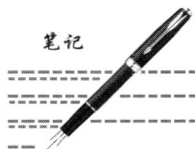

控制开关指示灯变绿色时，将样品杆沿着上述反方向送入样品室。

（3）加高压。加高压至 80 kV。待高压稳定后，打开灯丝运行对话框，按"ON"加灯丝电压，接通灯丝电流。

（4）调光。荧光屏出现亮斑后进行电子束对中调整，并使亮斑均匀发散为止。再通过调节聚光镜光阑旁边的两个小旋钮，使得到的亮圆与荧光屏形成同心圆。

（5）调样品。①将样品杆完全推入样品室，此时在荧光屏上看到铜网的像。将放大倍数调至 2 万倍。②按下"WOB"键，样品开始振动。按下"SPOT"键，调节样品高度，直到振动停止。③按下"MODU"键，样品又开始振动（光引起）。此时仍借助放大镜，并使用左右两边的万能调节旋钮，将样品调至不发生振动。④按下"SPOT"键，将放大镜退出。

（6）增加样品反差。旋转物镜光阑旋钮，选择合适的物镜光阑孔，用物镜光阑孔使最亮衍射斑点成为物镜光阑孔的圆心。由衍射模式变换到图像模式。

（7）拍照。①选定所要拍照的区域，将光调暗。②在电脑屏幕上观察样品的形貌，观察样品在正焦、过焦和欠焦时所得图像的清晰度情况。③精确调焦后拍照并保存记录。

（8）关机。①将灯丝电流关闭，再将高压关闭，将放大倍数复位，退出物镜光阑，取出样品。②先关闭计算机，再关闭主机电源。③约 30 min 后，关闭循环水装置，切断总电源。

4. 生物样品的制备过程

（1）取材。将取出的组织放在洁净的蜡板上，滴一滴预冷的固定液，用两片新的、锋利的刀片以"拉锯式"将组织切下并修至<1 mm³，然后用牙签或镊子将组织块移至盛有冷的固定液的小瓶中。此过程要做到"快、小、准、冷"。

（2）固定。目的是尽可能使细胞中的各种细胞器及大分子结构保持自然状态，并将其牢固地固定在它们原来所在的位置上。常用四氧化锇和戊二醛。

（3）脱水。目的是保证包埋介质完全渗入组织内部，常用乙醇和丙酮。为了避免急骤脱水引起细胞收缩，脱水应以一定的梯度进行。例如：70%丙酮 15 min，80%丙酮 15 min，90%丙酮 15 min，100%丙酮 10 min（两次）。

（4）包埋。常用的包埋剂为环氧树脂。使包埋剂渗入组织内部以取代脱水剂，当加入某些催化剂，并经加温后，被包埋组织能聚合成固体，以便进行超薄切片。常规方法是将组织块包埋在多孔橡胶包埋模板中，然后置于烘箱中烘干，分别在 45 ℃（12 h）、60 ℃（36 h）烘箱内加温，被包埋组织即可聚合硬化，形成包埋块。

（5）超薄切片。采用超薄切片机将包埋块进行切片，得到 50~70 nm 的超薄切片。

（6）染色。目的是增强样品的反差。一般用重金属盐，使其与组织细胞中某些成分结合或被组织吸附来达到染色的目的。常用染色剂为醋酸铀和柠檬酸铅。

# 第四节　荧光显微镜

## 一、原理

荧光色素染色的标本，经荧光光源发出的激发光照射，吸收激发光的能量，辐射出比激发光波长更长的荧光，通过荧光显微镜即可观察经过光学系统放大的荧光图像。荧光显微镜与普通显微镜的主要区别在于：普通显微镜的光源只起照明作用，观察到的是标本的本色；而荧光显微镜所用光源不是作为照明用的，而是作为激发光，激发荧光色素产生荧光，观察到的是荧光图像。

## 二、结构

荧光显微镜是免疫荧光细胞化学检测的基本工具，由光源、滤色系统和光学系统等主要部件组成（图2-4，2-5）。

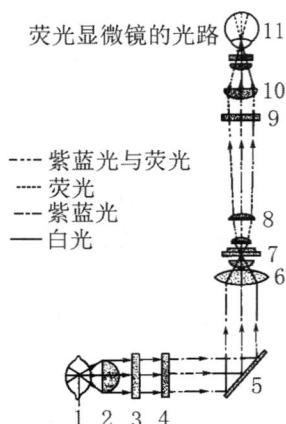

图 2-4　荧光显微镜的光学原理

1. 光源；2. 荧光透镜；3. 吸热滤镜；4. 激发滤镜；5. 反射镜；

6. 聚光器；7. 标本；8. 物镜组；9. 阻断滤镜；10. 目镜组；11. 眼。

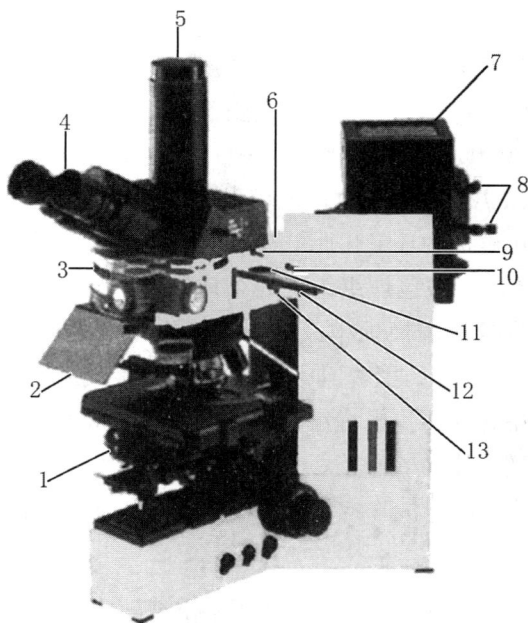

图 2-5　荧光显微镜

1. 万能聚光器；2. 紫外光（UV）遮板；3. 分光镜旋钮；4. 双目镜筒；5. 三目镜筒；

6. Ⅱ代照明灯；7. 灯室；8. 光源中心旋钮；9. 光阑；10. 光圈孔径旋钮；

11. 视场光栅旋钮；12. 光圈中心旋钮；13. 视场光栅中心旋钮。

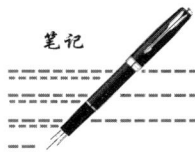

1. 光源　荧光显微镜一般采用 100 W 或 200 W 的超高压汞灯作为光源。超高压汞灯由石英玻璃制作而成，中间呈球形，内充一定数量的汞，工作时由两个电极间放电，引起汞蒸发，球内气压迅速升高，当汞完全蒸发时，气压可达 5066.25～7092.74 kPa（50～70 个标准大气压），这一过程一般需 5～15 min。超高压汞灯在灯室上有调节灯泡发光中心的系统，灯泡球部后面安装有镀铝的凹面反射镜，前面安装有集光透镜。此外，还可用氙灯、卤素灯作为荧光光源，还可兼用于明视场的彩色显微摄影。

2. 滤色系统　滤色系统是荧光显微镜的重要部位，由激发滤板和吸收滤板组成。各厂家的滤板型号、名称常不统一。滤板一般以基本色调命名，前面的字母代表色调，后面的字母代表玻璃，数字代表型号特点。

3. 反射镜　反射镜的反光层通常是镀铝的，因为铝对紫外光和可见光的蓝紫区吸收少，反射率达 90% 以上，而银的反射率只有 70%；一般使用平面反射镜。

4. 聚光器　荧光显微镜的聚光器是用石英玻璃或其他透紫外光的玻璃制成的，有明视野、暗视野和相差等三种聚光器。

5. 物镜和目镜　各种物镜均可应用，但最好用消色差的物镜和目镜。由于在显微镜视野中成像的荧光亮度与物镜径口率的平方成正比，而与其放大倍数成反比，因此，对于荧光弱的标本可用低倍目镜（如 5×），配合径口率大的物镜来提高观测亮度。

6. 落射光装置　从光源来的光射到干涉分光滤镜后，波长短的部分（紫外光和紫蓝光）由于滤镜上镀膜的性质而反射，当滤镜对向光源呈 45° 倾斜时，则垂直射向物镜，经物镜射向标本，使标本受到激发；而波长长的部分（绿光、黄光、红光等）可直接透过滤镜，由于标本所激发的荧光处在可见光的长波区，可透过滤镜而到达目镜，从而被观察到。荧光图像的亮度随着放大倍数增大而提高，适用于不透明及半透明的标本，如厚片、滤膜、菌落、组织培养标本等的直接观察。

### 三、使用方法

（1）接通电源，待数分钟后，灯光亮度即达最大和稳定。

（2）在光路上安装所需的激发滤镜和阻断滤镜。

（3）根据显微镜聚光器的数值孔径，调节反射镜与灯室间的距离。

（4）先用低倍镜观察标本，在视野中可见一直径约 0.5 cm 的亮区，调节反射镜使亮区处于视野中央。

（5）根据观察目的，可转换为高倍镜和油镜进行观察。

### 四、注意事项

（1）严格按照荧光显微镜出厂说明书的要求进行操作，不要随意改变程序。

（2）应在暗室中使用荧光显微镜。进入暗室后，接上电源，点燃超高压汞灯 5～15 min，待光源发出的强光稳定且眼睛完全适应暗室后，再开始观察标本。标本应集中检查，尽量减少开灯次数，以每次观察不超过 3 h、每次点燃 15 min 以上为宜。灯熄灭后欲再用时，须待灯泡充分冷却后才能点燃。天热时，应有散热降温措施。电源最好安装稳压器，电压不稳不仅会缩短汞灯的寿命，也会影响镜检的效果。

（3）灯泡须在灯室密封后点燃。在未加入阻断滤镜前，不能用肉眼直接观察，否则会损伤眼睛。

（4）标本染色后立即观察或拍照，以免发生荧光的衰减和猝灭现象。或将标本放在

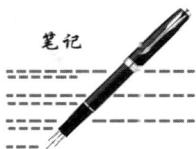

聚乙烯塑料袋中 4 ℃ 保存，可延缓荧光减弱时间，防止封固剂蒸发。

（5）若使用油镜，应用"无荧光油"。若无此镜油，可用 9∶1 稀释的化学纯甘油、液体石蜡或檀香油替代。

（6）载玻片厚度应在 0.8~1.2 mm 之间，太厚可吸收较多的光，并使激发光不能在标本平面上聚焦。载玻片必须光洁、厚度均匀、无油渍或划痕，否则会出现杂乱的非特异性荧光。

（7）普通盖玻片厚度应在 0.7 mm 左右。为加强激发光，也可以采用特制的干涉盖玻片。

（8）标本不能太厚，否则激发光大部分将消耗在标本下部，而物镜直接观察到的上部则不能得到充分激发，标本太厚还会导致细胞重叠而影响判断。

# 第五节　显微图像系统

显微图像系统实为辅助教学的计算机配套系统，它扩展了普通显微镜观察物像的单一功能，集图、文、声、像为一体，能满足学生们一起观察形态结构的需要，还能用于制作教学课件并刻录成光盘，既方便教学又便于学术交流，适用于信息量大、直观性要求高的医学形态学实验教学。

## 一、工作原理

经光学显微镜放大的实物图像，通过微型计算机采集转换成数字视频信号，经处理编辑后再由计算机输出，经过视频分配器到达终端显示器，显示出彩色图像；同时将教师讲解的声音经音频系统输送到终端。

## 二、系统组成

按设备功能及作用分为四部分。

1. 主机设备　微型计算机，内置视频采集卡。主要作用是采集、转化、储存视频信号，并能加工编排，拷贝光盘，主控视频信号的输出与播放。

2. 图像采集　包括摄像显微镜、扫描仪、拷贝机。

3. 信号输出　包括视频分配器、图像显示器、打印机。

4. 音响设备　包括话筒、功放机、喇叭。

## 三、使用方法

分为图像采集法，信息加工、编排制作法，教学播放法。这里着重介绍教学播放法。

1. 接通电源　教师在主控室将计算机、功放机、电源插头插好，并打开电源开关。学生在实验室将视频分配器、图像显示器、喇叭电源开关打开。

2. 启动计算机　找出待播放文件。

3. 播放图像并讲解　按计算机程序操作。

4. 播放结束　退出计算机程序。

5. 关闭电源　教师、学生各自关掉有关仪器设备的电源开关，拔掉电源插头。

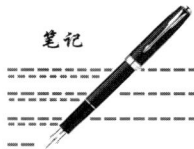

6. 使用登记　教师在仪器设备使用登记本上做好记录。

# 第六节　切片机

## 一、组织切片机

组织切片机是切制薄而均匀的组织切片的机器，组织被坚硬的石蜡或其他物质所支持，每切一次时借切片厚度器自动向前（向刀的方向）推进所需距离，厚度器的梯度通常为 1 μm。切制石蜡包埋的组织时，由于与前一张切片的蜡边黏着，而制成多张切片的切片条。切片机按其结构分为 5 种基本类型：摇动式切片机、轮转式切片机、滑动式切片机、推动式（雪橇式）切片机和冰冻切片机。最常用的是轮转式切片机。轮转式切片机借转动手摇轮进行切片。蜡块台被镶装于可在沟槽内上下移动的金属夹座中，借微动螺旋向前推进而切出平整的切片。有的轮转式切片机的机头上装有 3 只旋钮和 1 个紧固旋钮，从而能使其向各个方向偏转并紧固，便于调整蜡块的切面。切片刀的切制角度可以调整（切片刀倾斜）。由于这种切片机上使用的是一种重而大的切片刀，故除了切硬组织时一般不发生颤动。切片厚度借旋钮可以调至 1~30 μm 之间的任何厚度，每一梯度为 1 μm 或 2 μm。轮转式切片机的优点是机体较重，故比摇动式切片机稳定，非常适于切制石蜡切片，可以理想地切制连续切片，亦可用于切制大组织块。

轮转式切片机的构成及使用方法如下。

1. 轮转式切片机的构成　石蜡切片机通常是指轮转式切片机。其构成：E 形持刀架，持刀架前后移动调节轮，持刀架左右移动手柄，持刀器角度设定和清除锁定装置，刀锋夹杆随意调节装置，切片刀防护杆，标本固定夹，标本修剪器水平调节装置，粗标本推进手轮，细标本推进手轮，切片厚度调节旋钮，切片厚度指示，手轮锁定装置，手臂托，切片机底座等部件。

2. 轮转式切片机的使用方法

（1）先将包埋好的组织蜡块黏着在木托或金属托上，然后将蜡块用标本固定夹固定。

（2）将待用的切片刀固定在持刀器上并锁定，用粗标本推进手轮调整蜡块与切片刀的距离。

（3）旋转切片厚度调节旋钮以设定切片厚度，一般为 5~10 μm，切片厚度指示即可显示相应的厚度。

（4）转动标本推进手轮，每转动一周，标本固定台就向切片刀侧移动相应厚度的距离，同时还垂直下降、上升往返一次，于是得到一张相应厚度的组织切片。

（5）如手轮连续转动，就可获得一条连续的蜡带。

（6）取下一段蜡带，在展片器内借助水的表面张力使蜡带分离为蜡片，用表面胶化处理的载玻片捞片、烤片，待展平的蜡片牢固附着于载玻片后，即可进行染色。

## 二、冰冻切片机

未经中性福尔马林固定的组织，利用冰冻切片机将组织急速冰冻，可迅速制成近似石蜡切片的标本，以达到快速切片的目的，为临床医师提供手术中所需信息，以决定手术策略。利用此方法制成的冰冻切片标本仍保存酶活性和抗原性，所以在免疫组织化学染色或荧光抗体检测方面是不可缺少的重要方法。

操作方法及步骤如下。

（1）取材。对未能固定的组织取材，不能太大、太厚，厚者冰冻费时，大者难以切完整，最好不超过 24 mm×24 mm×2 mm。

（2）取出组织支承器，将组织放平、摆好，周边滴上包埋剂，迅速将被检组织放于冷冻台上冰冻。小的组织应先取一支承器，滴上包埋剂让其冷冻，形成一个小台后，再放上细小组织，滴上包埋剂。

（3）将冷冻好的组织块固定于切片机持承器上，启动粗进退键，转动旋钮，将组织修平。

（4）调好欲切的厚度。厚度根据不同的组织而定，原则上是细胞密集的薄切，纤维多、细胞稀少的可稍微厚切，一般为 5～10 μm。

（5）调好防卷板。制作冰冻切片，关键在于防卷板的调节，这就要求操作者要细心、准确地将其调校至适当的位置。切片时，切出的切片能在第一时间顺利地通过刀与防卷板间的通道，平铺在持刀器的铁板上。这时便可掀起防卷板，取一载玻片，将其贴附上即可。

（6）应视不同的组织选择不同的冷冻度。冷冻箱中冷冻度的高低主要根据不同的组织而定，不能一概而论。如：切未经固定的脑组织、肝组织和淋巴结时，冷冻箱中的温度不能调太低，以-15～-10 ℃为宜；切甲状腺、脾、肾、肌肉等组织时，调至-20～-15 ℃；切含有脂肪的组织时，应调至-25 ℃左右；切含大量脂肪的组织时，应调至-30 ℃。

# 第七节　灭菌器

## 一、高压蒸汽灭菌器

1. 构造和原理　高压蒸汽灭菌器是利用压力饱和蒸汽对物品（如医疗器械、敷料、玻璃器皿、液体培养基）迅速而可靠地消毒、灭菌的设备。此种灭菌器为一个双层的金属圆筒，两层之间盛水，外层为坚厚的金属板，其上有金属厚盖，盖旁有螺旋，借以扣紧厚盖，厚盖与锅体之间为密封圈，使蒸汽不能外溢。灭菌器内装有带孔的金属隔板，用以放置待灭菌的物品。加热后，随着锅内蒸汽压力的升高，其温度也相应增高，从而达到灭菌的目的。锅内蒸汽压力与锅内温度的关系如表 2-1 所示。

表 2-1　锅内蒸汽压力与锅内温度的关系

| 蒸汽压力 | | | 温度/℃ |
|---|---|---|---|
| 以 lb/cm² 为单位 | 以 kg/cm² 为单位 | 以 kPa 为单位 | |
| 5 | 0.35 | 34.48 | 108.8 |
| 8 | 0.56 | 55.16 | 113.0 |
| 10 | 0.70 | 68.95 | 115.6 |
| 15 | 1.05 | 103.43 | 121.3 |
| 20 | 1.40 | 137.90 | 126.2 |
| 25 | 1.77 | 174.35 | 130.4 |
| 30 | 2.10 | 206.85 | 134.6 |

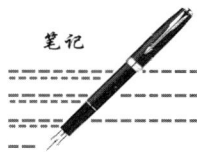

高压蒸汽灭菌器的厚盖上装有排气阀、安全阀，以调节灭菌器内的蒸汽压力；还有温度计及压力表，用于指示灭菌器内部的温度和压力。高压蒸汽灭菌器的外形结构见图2-6。

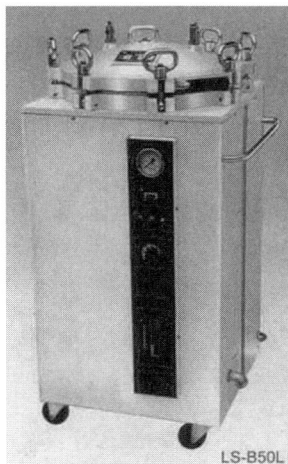

图2-6　高压蒸汽灭菌器

2. 应用　高压蒸汽灭菌为最常用的灭菌方法，一般以101.33 kPa维持15 min即可达到对物品进行灭菌的目的。凡耐高温和潮湿的物品，如普通培养基、0.9%氯化钠溶液、衣服、纱布、玻璃器材等都可用本法灭菌。

3. 使用方法

（1）在外层锅内加适量的蒸馏水，将需要灭菌的物品放入内层锅，盖好锅盖并旋紧螺旋。

（2）合上电源开关，加热使锅内产生蒸汽，当压力表指示针达到33.78 kPa时，打开排气阀，将冷空气排尽。此时蒸汽压力表指针下降，当指针下降至零时，即将排气阀关好。

（3）继续加热，锅内蒸汽增加，压力表指针又上升，当锅内压力增加到所需压力时，才开始计算灭菌的时间，维持此蒸汽压力到所需灭菌时间，然后将灭菌器断电，让其自然冷却至室温后再慢慢打开排气阀以排出余气，然后才能开盖取物。

4. 注意事项

（1）待灭菌的物品不宜放置得过紧，否则会降低灭菌效果。

（2）必须将冷空气充分排出，否则锅内温度将达不到规定温度，影响灭菌效果。

（3）高压灭菌完毕后，不可强行放气减压，须待灭菌器内压力自然降至与大气压相等后才可开盖。另外，瓶装液体进行高压蒸汽灭菌时，瓶塞应插通气针头，以平衡气压，否则瓶内液体会剧烈沸腾、冲掉瓶塞而外溢，甚至导致容器爆裂。

（4）为防冷凝水进入试管或试剂瓶，应在装培养基的试管或试剂瓶的棉塞上包上油纸或牛皮纸。

（5）为了确保灭菌效果可靠，应定期检查灭菌效果，常用的检测方法是将硫黄粉末（熔点为115 ℃）或苯甲酸（熔点为120 ℃）置于一支试管内，然后进行灭菌实验。如该支试管内的物质（硫黄粉末或苯甲酸）熔化，则说明高压蒸汽灭菌器内的温度已达到要求，灭菌的效果是可靠的。也可将检测灭菌器效果的专用胶纸（其上有温度敏感指示剂）贴于待灭菌物品的外包装上，如胶纸上的指示剂变色，亦说明灭菌效果可靠。

（6）现在已有微电脑或自动控制的高压蒸汽灭菌器，其下部有排气阀，可自动排尽冷空气，灭菌时可自动恒压定时，灭菌完毕可自动将已灭菌的物品烘干，使用起来非常方便和安全。

## 二、电热恒温干燥箱（烤箱）

1. 构造　电热恒温干燥箱俗称烘箱或烤箱，主要由箱体、电热丝和温度控制器三部分组成，其外形见图 2-7。

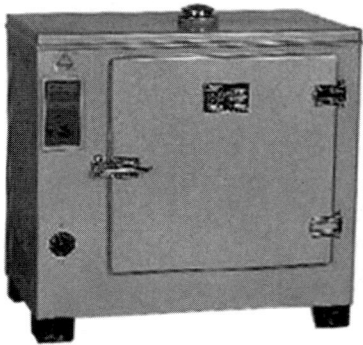

图 2-7　电热恒温干燥箱

（1）箱体。箱体由箱壳、箱门、恒温室、进气孔、排气孔和侧室组成。箱壳用不锈钢板制成，箱壁一般分为三层，三层板之间形成内、外两个夹层。外夹层中大多填充玻璃纤维或石棉等隔热材料，内夹层作为空气对流层。电热恒温干燥箱的箱门均为双层门：内门为玻璃门，用于在减少热量散失的情况下观察所烘烤的物品；外门用于隔热保温。有些干燥箱在外门中间开一双层玻璃窗，更便于在不开箱门的情况下观察电热恒温干燥箱的内部情况。最内层钢板围绕形成恒温室，室内一般有 2~4 层网状搁架，用于放置物品。温度控制器的感温部分从左侧壁的上部伸入恒温室，底部夹层中装有电热丝，在箱体的底部或侧面有一进气孔，顶部有一排气孔，在排气孔中央插入一支温度计，用以指示箱内的温度。侧室一般设在箱体的左边，与恒温室隔开，除了电热丝外的所有电器元件，如开关、指示灯、温度控制器、鼓风机等均安装在侧室内，打开侧室门可以很方便地检修电路。

（2）电热丝。电热恒温干燥箱的加温设备通常由 4 根电热丝并联而成，与普通电炉相似，电热丝均匀地盘绕在耐火材料烧成的绝缘板上，总功率一般为 1~8 kW。

（3）温度控制器。电热恒温干燥箱内的温度是由温度控制器控制的。

2. 原理　当恒温箱内的温度超过设定温度时，温度控制器使电路中断，自动停止加热；当温度低于设定温度时，电路又恢复，温度即上升，从而达到恒温效果。

3. 应用　玻璃器材、金属器械等（手术器械及针头除外）耐高温且需要干燥的物品，可用该设备灭菌。

4. 使用方法　待灭菌的物品干燥、包装好后，将其置于电热恒温干燥箱内，闭门通电，待温度上升至 160 ℃后，维持 2 h 即可。

5. 使用注意事项

（1）待灭菌的玻璃器材必须先充分干燥，否则灭菌时间长、耗电过多，且玻璃器材有炸裂的危险。

（2）灭菌温度不要超过 170 ℃，否则棉花及纸等易燃物品将烧焦，甚至发生安全事故。

（3）灭菌后应待干燥箱内温度下降至与外界温度相差不多时，方可打开箱门，否则冷空气突然进入，将可能导致玻璃器材炸裂，还有引起易燃品起火的危险，且箱内的热空气快速溢出易导致操作者皮肤灼伤。

（4）箱内放置物品不宜过多、过紧，否则灭菌效果将明显下降。

# 第八节　超净工作台

1. 构造　鼓风机、空气滤板、操作台、照明灯和紫外线灯。

2. 原理　超净工作台是国内外应用最为普遍的无菌操作装置，其原理是内设鼓风机，驱动空气通过高效滤器后，让净化的空气慢慢通过台面空间，使工作区域成为无菌环境；若使用高密度的微孔滤垫，也有一定的防止病毒透过的作用（图2-8）。

超净工作台可以按气流方向的不同分为3种类型：侧流式，即净化后气流由左或右通过台面流向对侧；直流式，为气流从下向上或以相反方向流动；外流式，气流迎操作者面部吹来。三者均能达到净化效果，前两类能形成气流屏障，保持台面无菌，但在净化气流和外界气体交界处可因气流的流动形成负压，有可能使少许未净化气体混入，有发生污染的可能。外流式气流向工作者迎面流动，外界气体不易混入，缺点是在做有害实验时，对操作者健康不利，使用此类工作台时可用有机玻璃把上半部遮蔽，让气流从下方通过，从而克服这一缺点。

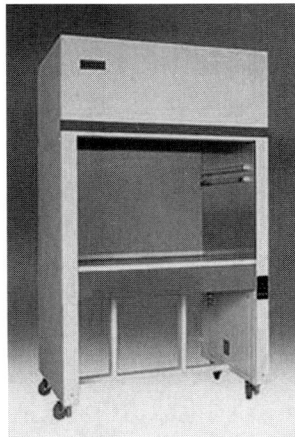

图2-8　超净工作台

3. 使用方法

（1）在无菌操作前，打开鼓风机和紫外线灯开关，使空气循环并用紫外线灯照射至少20 min，还要用消毒剂（乙醇或氯己定溶液）擦洗工作台所有物件表面，建立无菌环境。

（2）关闭紫外线灯，进行无菌操作。

（3）操作完毕，清除工作台内的所有器材，用消毒剂清洁台面，打开紫外线灯并维持空气循环大约20 min，然后关闭即可。

4. 注意事项

（1）超净工作台应放置在清洁无尘的房间，尘土过多易使滤器阻塞，降低净化作用。

（2）使用过程中，一旦气流变弱，如酒精灯火焰不动，说明滤器已经阻塞，应及时更换。为延长滤器使用寿命，可用5~8层纱布盖在第一级滤口外面，以阻挡较大的尘埃。

（3）操作过程中，超净工作台内不要放太多物品，以免阻挡气流，降低滤菌效果。若确需大量器材，应尽可能放置于工作台的后部，这样可减少对气流的干扰。

（4）不可在紫外线灯照射下工作，以免灼伤皮肤和眼睛。

（5）切勿在超净工作台内同时处理两种培养物，以免交叉污染。

# 第九节　其他仪器设备

## 一、电泳仪

电泳仪根据外加电场的不同，可分为以下 3 种：常（低）压电泳仪（0~500 V）、中压电泳仪（0~1000 V）和高压电泳仪（0~10 kV）。

1. 构造

（1）电源装置。电源装置的作用是提供连续调节的稳定直流电压和电流，它通常是一个直流稳定电源，在整流元件整流滤波后，再经稳压部分稳压输出。输出的电压和电流由磁电式或数字式电表显示，稳压稳流是对电泳仪的基本要求。

（2）电泳槽装置。电泳槽装置是样品分离和测定的场所，一般由电极、缓冲液槽、电泳介质支架和电泳槽盖等部分组成。电极采用耐腐蚀的金属丝（不锈钢丝、镍铬合金丝、铂金丝等）制成，贯穿整个缓冲液槽。缓冲液槽是盛装缓冲液的部分，共有 2 个，中间搭桥与电泳介质相连接。电泳槽盖常用透明绝缘材料制成，既绝缘，又可防止缓冲液蒸发。

2. 原理　许多分子都具有可电离的基团，因此在溶液中能够形成正、负离子。相同电荷的分子，由于它们在分子量等方面的差异，在电场中具有不同的迁移率。此外，电场强度、溶液的 pH 值和溶液中的离子强度也影响迁移率。电泳仪能够提供一个合适的电场，使粒子在其中泳动，从而将抗原、抗体、蛋白质、多肽、DNA、同工酶等进行分离和测定。

3. 使用方法

（1）向电泳槽中加入适当的缓冲液，种类依实验对象确定。

（2）备好电泳介质（如琼脂），加入待测样品，将其放在电泳介质支架上，用湿纱布或滤纸搭盐桥，使左右两槽通过盐桥和电泳介质互相连通。

（3）接好正、负两个电极，开通电源。此时，被测样品已置于电场之中，用电表测量介质两端的电压和电流，并调整电源装置的输出控制旋钮，使之符合实验要求。盖好电泳槽盖，以免缓冲液蒸发，计电泳时间。

（4）电泳结束，关闭电源，拆除盐桥，取出电泳物品，并盖好盖子，以备下次使用。若长期不用，应将缓冲液倒除。

## 二、滤菌器

构造和种类：滤菌器由孔径极小且能阻挡细菌通过的陶瓷、硅藻土、石棉或玻璃砂等制成。其种类很多，常用的有下列几种。

1. 赛氏（Seitz）滤菌器（图 2-9A）　由三部分组成。上部为金属圆筒，用以盛装需要过滤除菌的液体。下部为金属托盘及漏斗，用以接收滤出的液体。上、下两部分中间放有石棉制的滤板，滤板按孔径大小可分 3 种：K 滤孔最大，供澄清液体之用；EK 滤孔较小，供滤过除菌；EK-S 滤孔更小，可阻止一部分较大的病毒通过。滤板依靠侧面附带的紧固螺旋拧紧固定。

2. 贝克菲滤菌器（图 2-9B）　用硅藻土加压制成的空心圆柱体，底部连接金属托盘，托盘中央有金属导管，金属导管插入橡胶塞，以便装在抽气瓶上。在圆柱体外，有玻璃套筒，用以盛放被滤液体。根据滤孔孔径大小可分为 3 型：V 型，只除去大部分细菌；N 型，能除去所有细菌，但病毒能通过；W 型，能除去一部分大病毒。一般除菌使用 N 型。

3. 玻璃滤菌器（图 2-9C）　由玻璃制成。滤板采用细玻璃砂在高温下加压制成。孔径为 0.15~250 μm 不等，分为 G1、G2、G3、G4、G5、G6 六种规格，后两种能阻挡细菌通过。

4. 薄膜滤菌器（图 2-9D）　由塑料制成。滤菌器薄膜采用优质纤维滤纸，用一定的工艺加压制成。其孔径为 200 nm，能阻挡细菌通过。

用法：将清洁的滤菌器（使用赛氏滤菌器、薄膜滤菌器时须先将石棉板或滤菌薄膜放好，拧牢螺旋）、滤瓶分别用各类滤菌器纸或布包装好，高压蒸汽灭菌。然后以无菌操作把滤菌器与滤瓶装好，并使滤瓶的侧管与缓冲瓶相连，再使缓冲瓶与抽气机相连。将待过滤液体倒入滤菌器中，开动抽气机使滤瓶中压力减低，滤液则缓慢流入滤瓶中（量少时可事先在滤瓶中放试管以接收滤液）。滤毕，迅速按无菌操作原则将滤瓶中的滤液放到无菌容器内保存。滤器经高压蒸汽灭菌后，洗净备用。

用途：用于除去血清、腹水、溶液、某些药物等不耐热液体中的细菌。

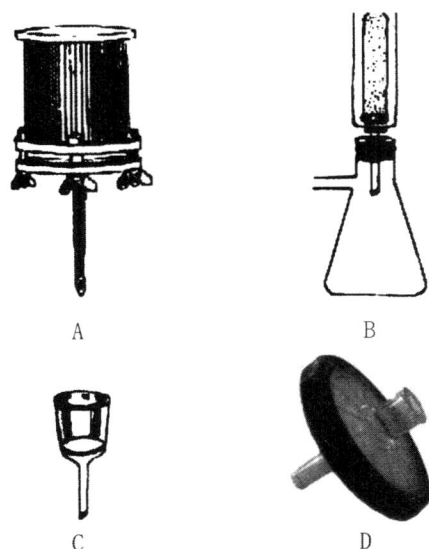

图 2-9　各类滤菌器

### 三、无菌室

无菌室是一间光照度良好、无直接空气对流并与外界隔离的小室。其外有一缓冲过道，在内室门中开一小活动窗，以便室内与室外物品的传递。室内有紫外线灯（其多少取决于无菌室空间的大小）。

无菌室应经常保持清洁。工作前应将室内擦净，地面用拖把拖湿，然后将需用的器材放入室内，关好门后，开启紫外线灯照射 1 h。工作者进入时应穿戴无菌衣帽及口罩，并换清洁的胶底鞋（无菌室专用）。进入前关闭紫外线灯，在工作未完成前，不应随便开门出入。工作完毕，将室内打扫干净后方可离开。

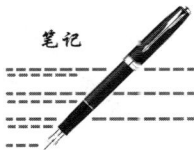

# 第三章 实验动物学的基本知识

实验动物学是在生命科学发展的过程中逐步形成并发展起来的一门综合的、独立的新兴学科。近几十年来，实验科学的兴起进一步推动了实验动物学的进步。同时，它作为一门基础学科，反过来也促进了生物医学以至整个生命科学的发展。动物实验已成为生物学、医学研究及教学中一项比较科学的方法。掌握实验动物学的基本知识和技能是保证动物实验结果可靠的前提条件。

## 第一节 实验动物的用途

（1）在医学微生物学的实验研究中，利月实验动物可以进行病原菌的分离和鉴定，对微生物的毒力进行检测，还可以进行发病机制、疾病防治的研究。

（2）免疫学方面，利用实验动物制备疫苗、抗毒素、诊断血清和补体等，也可以利用实验动物进行免疫机制和疾病防治的研究。

（3）寄生虫学方面，使用实验动物建立感染动物模型，保存虫种以便进行形态结构的观察、生活史的研究等。

（4）病理解剖学、组织形态学观察。通过肉眼观察、光镜和电镜检查，分析动物患各种疾病时出现的病理组织学改变，从组织学的角度探讨疾病防治机制。近年来电子显微镜技术的进展，使我们不仅可以观察到病变时细胞内细胞器等亚细胞结构的变化，而且可以运用电子扫描方法对动物器官的微小结构进行完整的表层观察。

## 第二节 实验动物的选择、抓取和固定

### 一、实验动物的选择

实验目的不同，选择的实验动物亦不同。实验动物的种属、品系和个体合适与否，常常是实验研究成败的关键。通常来说，用于研究的实验动物应符合个体间的均一性、某些遗传性能的稳定性和来源较为充足这三个基本要求。

1. 种属的选择　实验室常用的动物有家兔、豚鼠、小鼠、大鼠、地鼠、绵羊、鸡等。由于动物的进化层次低于人类，故实验动物的许多生物学特性，如易感性、组织类型、结构和功能、生物放大系统及生态行为与人类均有一定的差异。这些差异的存在，将影响动物实验结果应用于人体生理机制和疾病研究的合理性。因此，在选用实验动物

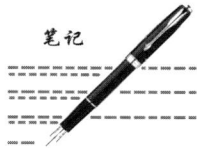

时，应尽可能选择其结构、功能和代谢特点接近于人类的动物。

不同种属的动物对于同一刺激物的反应不同。如动物对致敏物质的反应程度的强弱大致为豚鼠>家兔>狗>小鼠，故过敏反应或变态反应的研究宜选用豚鼠；家兔体温变化灵敏，常用于发热、热原鉴定和解热药的实验。

2. 品系的选择——遗传学原则　实验动物的生物学特性如解剖结构、生理和生化特性、行为特点、疾病与免疫、药物反应、对病原体的感受性、生殖与寿命等均与其遗传学背景相关。同一种动物的不同品系，对同一刺激物的反应并不相同。因此，欲获得可靠而准确的实验数据，动物品系的选择应严格。

3. 个体的选择　即使是同一品系的实验动物，不同个体对同一刺激物的反应亦存在着个体差异。个体差异产生的原因与年龄、性别、生理状态和健康状况有关。

（1）年龄。减小同一批实验动物的年龄差别，可以提高实验结果的准确性和可靠性。年幼动物一般较成年动物对刺激敏感，故要根据实验目的选用适龄动物。急性实验多选用成年动物，慢性实验最好选用较年幼的动物。动物年龄可按体重大小来估计。大体上，成年小鼠的体重为 $20\sim30$ g，大鼠为 $180\sim250$ g，豚鼠为 $450\sim700$ g，家兔为 $2.2\sim2.5$ kg。

（2）性别。不同性别的实验动物对实验的敏感程度可能不同。例如，大鼠皮下注射 $0.1\sim0.2$ ml 的 30% 乙醇溶液，雄性动物的死亡比例约为 84%，而雌性动物的死亡比例约为 30%。在 CPB-N 品系小鼠中，给予环己巴比妥时，雄鼠的睡眠时间比雌鼠长，而且这种性别差异只能在成熟期的小鼠中观察到。因此，在实验研究中，只有在已证实性别无影响时，才可对性别无严格要求。如对性别无特殊需要，在各组中雌、雄动物宜各占一半。

（3）生理状态。动物在特殊生理状态（如妊娠期、哺乳期）下，机体的反应性有很大变化。如果在实验过程中动物生理状态的改变导致观察指标受到严重影响，应做相应的处理。

（4）健康状况。动物的健康状况对实验结果的正确与否有直接影响，故要选择健康状况良好的动物做实验。从外观上看，健康动物体形丰满，发育正常，被毛紧贴身体且浓密而有光泽，眼睛明亮，行动迅速，反应灵敏，食欲良好，腹部无膨隆，肛门区清洁，外生殖器及爪趾无病理性损伤。动物的微生物学检验结果亦要符合相关的等级要求。

4. 选择有利于实验结果解释的动物　一旦决定所选用的动物种属或品系，就要考虑选择有利于解释实验结果的实验动物，使实验结果的准确性、可靠性、重复性良好，这样既可达到实验的目的，又有利于实验结论的推广和应用。

## 二、实验动物的抓取、固定

正确地抓取、固定实验动物，是为了不损害动物健康，不影响观察指标，并防止被动物咬伤，保证实验顺利进行。抓取、固定实验动物的方法依实验内容和动物种类而定。抓取、固定动物前，必须对各种动物的一般习性有所了解，抓取、固定动物时既要小心仔细，不能粗暴，又要大胆敏捷，达到既正确抓取、固定实验动物，又不会对其造成伤害的目的。

1. 小鼠的抓取、固定方法　小鼠温顺，一般不会咬人。抓取时先用右手抓取鼠尾，将其提起，置于鼠笼或实验台上后，将其尾部向后拉，在其向前爬行时，用左手拇指和示指抓住小鼠的两耳和颈部皮肤，将鼠体置于左手掌心，把后肢拉直，以无名指按住鼠尾，小指按住后腿即可（图3-1）。有经验者直接用左手小指钩起鼠尾，迅速以拇指和示指、中指捏住其耳后颈背部皮肤亦可。这种在手中固定的方式，可进行实验动物的灌胃、皮下、肌内和腹腔注射，以及其他实验操作。如进行解剖、手术、心脏采血和尾静脉注射，则需将小鼠做一定形式的固定。进行解剖、手术和心脏采血时，均可使动物先取背卧位（必要时先行麻醉），再用大头针将小鼠的前后肢依次固定在蜡板上。尾静脉注射时，可用小鼠尾静脉注射架固定（图3-2），先根据动物大小选择合适的固定架，并打开鼠筒盖，手提鼠尾，让动物的头部对准鼠筒口并将其送入筒内，调节鼠筒至合适的长度后，露出尾部，固定筒盖，即可进行尾静脉注射或尾静脉采血等操作。

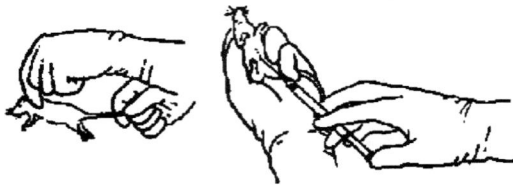

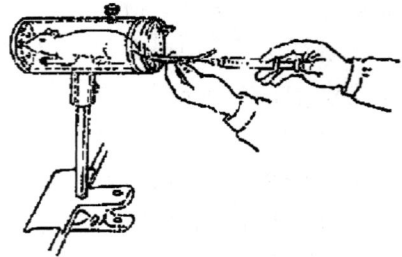

图 3-1 小鼠的抓取　　　　　　　图 3-2 小鼠的固定（尾静脉注射或采血时）

2. 大鼠的抓取、固定方法　大鼠的抓取方法基本同小鼠，只不过大鼠比小鼠牙尖性猛，不宜用袭击方式抓取，否则会被咬伤手指。抓取时为避免咬伤，可戴上帆布手套。如果进行腹腔、肌内、皮下等注射和灌胃，同样可采用左手固定法，只是用拇指和示指捏住鼠耳，余下三指紧捏鼠背皮肤，将鼠体置于左掌心，这样右手即可进行各种实验操作。也可伸开左手虎口，敏捷地从后边一把抓住。若做手术或进行解剖等，则需事先麻醉或处死，然后用细棉线缚住腿，以背卧式将其绑在大鼠固定板上。尾静脉注射时的固定方法同小鼠（只需将固定架改为大鼠固定盒即可）。

3. 豚鼠的抓取、固定方法　豚鼠较为胆小，易受惊，不宜强烈刺激，所以在抓取时，必须稳、准、快。抓取方法：先用手掌迅速扣住鼠背，抓住其肩胛上方，以拇指和示指环握其颈部，另一只手托住臀部（图3-3）。固定的方式基本同大鼠。

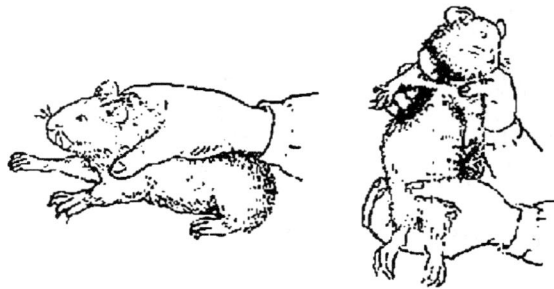

图 3-3 豚鼠的抓取

4. 家兔的抓取、固定方法　家兔虽然比较温顺，但其爪尖利，应防止被其抓伤。抓取时一手抓住颈背部皮肤，轻轻将兔提起，另一只手托住其臀部；也可以用手抓取颈后部的皮肤，并用手托住兔体（图3-4）。固定方法根据实验需要而定。做耳血管注射时，可用兔盒固定（图3-5）；做腹部注射、手术及测血压等实验时，需将家兔固定在兔手术台上，兔头可用兔头夹固定（图3-6）。

5. 狗的抓取、固定方法　未经训练的狗性情凶猛、会咬人，实验时首先要绑住其口部。方法是用布带迅速兜住狗的下颌，绕到上颌打一个结，再绕回下颌下打第二个结，

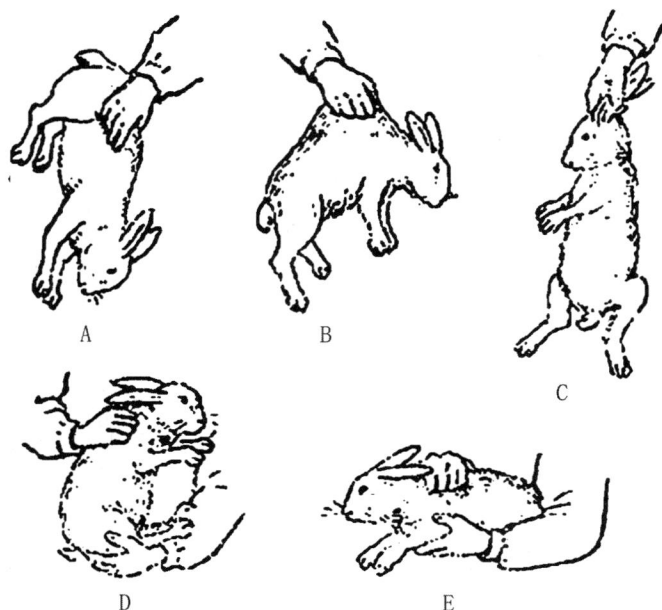

**图 3-4　家兔的抓取**
A～C. 不正确的抓取方法；D、E. 正确的抓取方法。

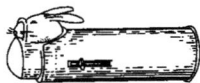

**图 3-5　家兔盒式固定**　　　　**图 3-6　家兔台式固定**

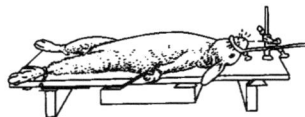

然后将布带引至头后颈项部打第三个结，注意捆绑的松紧度要适宜。倘若此举不成，应用狗头钳夹住其颈部，将狗按倒在地，再绑住其口部。如实验需要行静脉麻醉，可先使动物麻醉后再移去狗头钳，解开绑口带，把动物放在实验台上，先固定头部，再固定四肢。

# 第三节　实验动物的接种途径和方法

## 一、接种前的准备

1. 选择动物与标记　按实验目的和要求，选择体重适当、健康状况良好、对接种物易感的动物，分别编号、标记［对小鼠、大鼠，可用饱和苦味酸（三硝基苯酚）、品红或结晶紫等染料涂于动物背部来标记；对家兔等较大的动物，可将有号码的金属薄片嵌在动物的耳朵上］，测体重、体温等，并详细记录。如同时使用较多的动物进行分组实验，则应按动物体重、性别等条件搭配一致，并按随机抽样的原则进行分组，尽可能减少实验误差。

2. 接种材料的处理　接种材料如为细菌培养物或患者的血液、胸（腹）水等，可直接接种；患者的粪、尿、痰等含杂菌较多的标本，通常应适当处理后再行接种，以防止非目的菌造成的病变与死亡影响实验结果。

3. 接种部位消毒　常用消毒剂为碘酊与75%乙醇。如接种部位需要除毛，可采用剪毛、拔毛、剃毛的方法，或将脱毛剂（硫酸钡与等量淀粉加水呈糊状）涂于毛皮上，3~4 min 后用温水洗净擦干，毛即脱落。

4. 其他准备工作　例如：应认真检查，使注射器与针头吻合严密，否则易引起意外事故；注射器吸取接种物后，应将注射器针头向上，在针头尖端置一挤干的乙醇棉球，然后缓慢排出空气，取下乙醇棉球并将其焚烧或投入消毒缸内。

### 二、接种途径和方法

1. 皮内接种　通常以背部皮肤为宜，并以白毛处为佳。除毛并消毒皮肤后，将局部皮肤绷紧，针孔向上平刺入真皮层内，若针孔隐约可见，针已位于真皮内，随即缓慢注入接种物，至注射部位出现隆起的小皮丘。若无此现象，则可能已刺入皮下。注射量一般为 0.1~0.2 ml。

2. 皮下接种　接种部位可选腹壁、背部或腹股沟等处。除毛并消毒后，轻轻捏起皮肤，针头刺入皮褶，将接种物缓慢注入。注射量为 0.2~1.0 ml。注射部位初显隆起，不久即逐渐消退。

3. 肌内接种　一般选用臀部和大腿部肌肉，若为禽类则以胸部肌肉为宜。局部除毛并消毒后，将注射器针头直接刺入肌内并注射。接种量为 0.2~1.0 ml。

4. 静脉接种　对家兔进行静脉接种时最好选择耳缘静脉。注射应从耳尖部血管开始，逐次下移，以防止血管因多次注射发生栓塞。注射时，用手轻捏或弹动耳缘，使静脉充血，必要时可用乙醇棉球摩擦，使血管扩张。针头以平行方向穿破皮肤，刺入血管，注入接种物（图3-7）。此时，可见静脉血变成接种物的颜色，稍停注射，静脉血色又复现。如接种部位局部隆起，表示未刺入静脉，应重新穿刺。注射量一般为 0.1~1.0 ml。进行小鼠和大鼠的静脉接种时，可注射尾静脉；对豚鼠进行静脉接种时，可注射后肢静脉；对鸡进行静脉接种时，可注射翅下静脉。

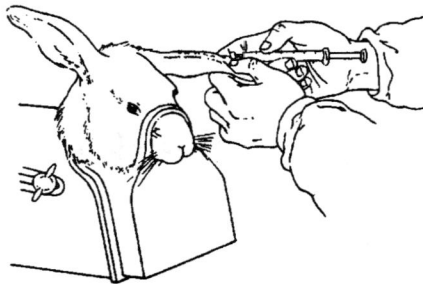

图3-7　家兔的耳缘静脉接种

5. 腹腔接种　常用于小鼠。将小鼠固定于左手掌心，使其头部向下垂，可使肠管聚向横膈，右手持注射器将针头由下腹部刺入，可避免刺破肠管。接种量为 0.2~2.0 ml。

6. 脑内接种　常用于小鼠。用微量注射器在眼角与耳根连线的中点处垂直刺入颅腔硬脑膜下，深度为 3~6 mm。注射量：小鼠为 0.01~0.03 ml，家兔或豚鼠为 0.1~0.2 ml。家兔、豚鼠由于颅骨较硬，需用钢锥打孔后注射。注射后 24 h 内死亡者，多系外伤所致。

7. 脚掌（垫）接种　先将动物脚掌（垫）皮肤消毒，将装有小号针头的结核菌素注射器的针头刺入脚掌（垫）的皮下。接种量为 0.1~0.5 ml。

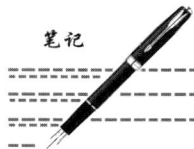

### 三、接种后的观察和解剖

1. 接种后的观察

（1）一般应每日观察 1~2 次，并按要求做好详细的实验观察记录。

（2）观察动物的外表，注意动物是否毛松、弓背，腹部有无膨大，行动、精神状态是否异常，食欲、粪便、尿液有无异常，有无流涎，鼻、眼有无分泌物，接种局部有无异常反应，周围淋巴结有无肿大等。

（3）注意动物的体温、体重、呼吸、脉搏等生理体征的变化，必要时测定血液学、细胞学、免疫学指标。

（4）动物死亡后，应立即解剖，以防止尸体腐败变质，影响检验结果。若已发病或处于濒死状态，或观察期已满而未死的动物，应人工处死并进行解剖。解剖时取组织器官涂片染色、接种培养，必要时做组织切片检查。

2. 动物解剖　实验动物死亡后，应及时解剖和进行微生物学检验。若不能及时检验，应将动物尸体包好，置于低温冰箱中暂时保存。解剖前，先肉眼观察尸体的外部变化，特别注意接种部位的变化。必要时称量尸体重量后再进行解剖。解剖程序如下。

（1）消毒和固定。用浸有 3%~5% 甲酚皂（来苏尔）溶液的棉球消毒皮毛。亦可将动物尸体先在消毒液中浸泡后，再行固定。固定时，将动物仰卧固定于解剖台上，小鼠可用大头针固定，家兔、豚鼠可用钢针固定。

（2）解剖。用无菌镊、无菌剪将动物自耻骨至颈部的皮肤做纵行剪开，再向四肢剪开，剥离皮肤与皮下组织，使皮肤向左右两侧翻转。检查皮下组织与腋下、腹股沟淋巴结有无变化。必要时，做涂片及培养检查。

（3）打开腹腔。用镊子将腹壁提起，沿腹部正中线自横膈处向耻骨处剪开腹肌（注意勿损伤膀胱、肠管等腹部器官），检查腹腔内有无渗出液以及肝、脾、肾等脏器有无变化。必要时，做涂片及培养检查。

（4）切开胸腔。用剪刀将胸部两侧肋骨剪开，向上掀起胸骨，检查胸腔内有无渗出液及心、肺有无病变。取心脏血及肺组织做涂片及培养检查。

（5）打开颅腔。必要时打开颅腔并检查脑组织病变。如需做组织切片检查，可剪取小块脑组织，将其投入含 10% 甲醛溶液的容器内固定。

（6）解剖后处理。解剖完毕，将动物尸体或组织装入医用垃圾袋并封闭，交给暂存室，做好记录。解剖用具、隔离衣、帽子、口罩亦应先经消毒处理后方可洗涤。解剖板及实验台面应用 3% 甲酚皂（来苏尔）溶液擦拭消毒。

# 第四节　动物采血法

由于实验目的不同，血液的处理方法各异。如需动物的全血或血细胞，在容器中加入玻璃珠，灭菌后倒入动物血液，不断摇动以除去血液中的纤维蛋白，防止血液凝固。若要制备血浆，将采集的血液注入加抗凝剂的试管内，以防凝血。如用动物血清，应将血液放入干燥的无菌离心管中，置于 37 ℃温箱或室温下，凝固后剥离血块，分离血清。为保证血清质量，防止混浊，应在早晨喂食前采血。常用动物的采血法如下。

## 一、心脏采血法

本法常用于豚鼠及家兔的采血。将动物固定于解剖台上，或由助手将动物固定。局部除毛后，用碘酒和乙醇消毒，用手指触摸心搏最显著的部位（胸部左侧第3~4肋间）。在此处进针，刺入心脏后血液当即涌出，缓慢抽至所需量时，拔出针头。若未刺入心脏，可将针头外提，进行第二次穿刺，切忌针头在胸腔内乱刺，以免划破心脏、血管，导致动物死亡。一般成熟家兔一次可采血20~40 ml，豚鼠一次可采血5~10 ml。隔2~3周可重复采血。

## 二、静脉采血法

1. 颈静脉采血　常用于绵羊的采血。方法是使绵羊侧卧，四肢交叉并用绳索绑紧，按住羊头并固定，剪去一侧颈毛。局部用碘酒、乙醇消毒后，颈部系以止血带，使颈静脉充血、隆起，用16号无菌针头以向心方向刺入静脉并抽取血液。拔出针头，立即用乙醇棉球压住穿刺部位，直至穿刺部位不再流血为止。然后解开绑绳，此时应防止绵羊猛力跃起而破坏周围采血物品。成熟绵羊一次可采血100~200 ml。隔2~4周可重复采血。

2. 耳静脉采血　常用于家兔抗体效价的测定。将家兔用固定器或由助手固定，按耳缘静脉接种法操作，使静脉怒张，用针头将静脉刺破，即有血液流出，迅速用小试管收集血液。此法可采血1~2 ml。

3. 尾静脉采血　常用于小鼠及大鼠的采血。一般多用断尾采血法。以碘酒和乙醇消毒尾部，再以无菌剪刀剪断尾尖，即可得到少量血液。如需较多血液，可用无菌眼科镊摘除眼球，迅速用试管收集血液。

## 三、颈动脉或颈静脉采血法

常用于对家兔采全血。将家兔仰卧于解剖台上，使头部后仰。颈部剪毛后消毒，沿正中线从下颌到胸骨柄处切开皮肤，分离组织，暴露颈动脉。用丝线将远心端结扎，近心端用血管钳夹住，在其间向心方向插入无菌玻璃导管（先用剪刀在动脉壁上剪一小口），玻璃管另一端导入烧瓶内，松开血管钳，血液即可直接流入烧瓶内。一般2 kg以上家兔可放血100 ml以上。

# 第五节　动物保护的有关问题

动物实验对实验动物势必造成巨大的痛苦和不安，或剥夺其生存权利，这似乎与善待动物和保护动物的伦理观念相矛盾。如何对待动物，主流观点是"动物因为有感觉和有趣地生活着而应当有正常的地位，人类应该尊重所有的生命"。极端的"动物保护主义"不利于人类的进步发展。比较理想的动物保护主义者则从人类和动物的最高利益出发，主张对人类或动物有益的实验，同时，又要合理保护动物，以免对其造成不必要的痛苦、不安和死亡。1959年，拉塞尔（W. M. S. Russell）和伯奇（R. L. Burch）提出"3R"原则，即Replacement（替代）、Reduction（减少）和Refinement（优化），其基本思想是尽可能采用其他手段代替实验动物，减少实验动物的使用量，设法改进动物实验

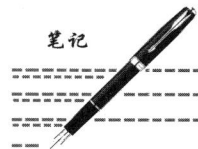

方法以减轻动物的痛苦和不安。"3R"原则已被广泛接受并实施。具体做法如下。

1. 替代

（1）用低等动物代替高等动物。如用果蝇做遗传学研究和应激反应研究，用两栖类动物代替哺乳动物做心脏功能研究。

（2）用体外培养的器官、组织和细胞代替实验动物。如用体外培养的血管内皮细胞和平滑肌细胞代替活体动物来研究动脉粥样硬化，用鸡胚培养病毒。

（3）用免疫学方法代替动物实验。如用高效单克隆抗体搜寻抗原并鉴定病毒的存在，以代替小鼠接种的方法。

（4）利用计算机仿真技术模拟动物实验。

2. 减少

（1）用低等动物代替较高等的动物，减少较高等动物的使用量。

（2）使用高质量动物，以质量取代数量，如使用遗传质量高度均一的近交系动物。

（3）合用动物。鼓励不同学科的研究人员尽可能地合用同一批动物进行实验，或分别取各自所需的组织与器官。

（4）改进实验设计与统计方法。如应用同胎、同性别的牛犊来研究饲料对乳脂量的影响时，只需两头牛，一头作为对照，一头用于实验，所获实验结果与110头非同胎、同性别牛的实验结果相似。

3. 优化　通过改进动物实验方法和实验技术手段的方式减少动物的痛苦、不安和死亡。

（1）使用微创伤技术。将临床上常用的微创伤手术方法应用到动物实验上。

（2）使用微量分析技术。微量分析技术需要的样品少，可对动物反复多次取样而又不会导致动物因丧失过多体液或血液而产生严重的痛苦或不安。

（3）改进麻醉方法。虽然实验前对动物进行了麻醉，但在长时间的实验过程中还应及时、合理地补充麻醉剂或镇静剂，以减轻动物的痛苦与不安。

（4）实施安乐死。实验结束后，动物难以存活而必须处死时，应施行安乐死，以尽人道主义责任。不可将动物弃之不管，任其痛苦地死亡或用粗鲁的手段宰杀。

国务院1988年批准的、由国家科学技术委员会颁发的《实验动物管理条例》第六章第二十七条规定："对实验动物必须保护，不得戏弄或虐待。"1998年由卫生部颁发的《医学实验动物管理实施细则》第三章第十六条规定："进行各种动物实验时，应当按动物实验技术要求进行。要善待动物，手术时进行必要的无痛麻醉。"

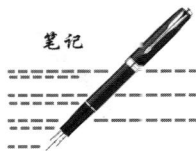

# 第四章 医学形态学实验常用方法

## 第一节 石蜡切片的制作和 HE 染色

1. 取材和固定 根据需要，取人或动物的新鲜小块组织，其大小为 $0.5 \sim 1.0~cm^3$，将其立即放入固定液中固定 $6 \sim 24~h$。固定的主要目的是使组织内的蛋白质凝固，以保持原来的形态结构。常用的固定液有 10% 中性福尔马林（formalin）、Zenker 液和 Bouin 液等。

2. 脱水和包埋 普通固定液多为水溶液，必须先脱去组织内的水分，为浸蜡创造条件。脱水剂通常是乙醇，经过从低浓度至高浓度的乙醇处理，可完全去除组织内的水分。然后用二甲苯替换出乙醇，组织块浸入二甲苯后逐渐变得透明。再将组织块置入熔化的石蜡，使石蜡浸入组织并替换出二甲苯。最后将组织块包埋到石蜡内，使组织产生一定的硬度，便于切片。

3. 切片 将蜡块黏于木块上，用切片机将组织切成厚度为 $5 \sim 6~\mu m$ 的薄片。把切下的薄片黏涂于有甘油蛋白的载玻片上，置于温箱中烘干。

4. 染色 染色的目的是使组织内不同结构染上不同颜色，以利于显微镜下观察。染色的方法很多，应根据研究目的选用合适的方法。组织学和病理学教学标本最常用的是苏木精-伊红染色（HE 染色）法。

HE 染色是一种复合染色法。苏木精经配制后为碱性染料，可使组织中的酸性物质（如细胞核内的染色质、细胞质内的核糖体、软骨内基质的黏液等）染成紫蓝色。这些结构对碱性染料的亲和力强，被称为嗜碱性物质。伊红是酸性染料，可使组织中的碱性物质（如细胞质中的普通蛋白质、核仁和胶原纤维等）染成粉红色。它们对酸性染料的亲和力强，被称为嗜酸性物质。

染色的步骤是先将切片放入二甲苯中使石蜡脱净，然后用乙醇（从高浓度至低浓度）脱水，再用苏木精和伊红分别染色。

5. 脱水和封固 染色后的切片经乙醇（由低浓度至高浓度）脱水、二甲苯透明，再在切片上滴加适量树胶，将盖玻片平放在树胶上，从而将组织封存于树胶之中，待干后即可观察和长期保存。

## 第二节 组织细胞的常用染色方法

组织细胞染色是利用化学或物理反应，形成有色的反应产物，在组织切片上显示组

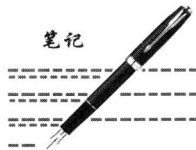

织、细胞内的化学成分的研究方法。其基本步骤是首先制作好组织切片，配制适宜的孵育液，形成具有不溶性和特异性的、带有色素标记或标记物的反应产物，沉着于被检测物质在组织、细胞中存在的部位。组织化学的染色方法应注意以下问题：①根据研究目的选择某种组织化学染色方法；②严格控制反应物质的浓度、试剂溶液的 pH 值、反应的温度和时间，保证实验结果的同一性；③注意试剂的质量，最好用同一批号的试剂；④配制试剂时注意所用器皿要清洁；⑤必须同时做对照实验；⑥根据实验方法的要求选择适当的固定方法。

1. 糖原染色方法　糖原为细胞内的多糖，肝细胞和肌细胞内的糖原最丰富。糖原的多少可反映糖代谢的情况。过碘酸希夫反应（periodic acid-Schiff，PAS 反应）为显示糖原的经典方法。过碘酸希夫反应的原理是用过碘酸氧化多糖结构的碳键，使其暴露出醛基，与无色品红结合，生成紫红色品红复合物，沉淀于糖原分布处。

2. 核酸染色技术　核酸染色技术采用福尔根（Feulgen）反应原理，是显示 DNA 的经典方法。与 PAS 反应原理基本相同，所不同的是用 1 mol/L 盐酸在 60 ℃下处理组织，使 DNA 暴露出醛基，与无色品红结合，生成紫红色品红复合物。

3. 酶组织化学染色方法　酶广泛分布于组织、细胞内。酶组织化学染色方法是利用组织、细胞内的酶催化底物发生化学反应，形成的产物（带有颜色或者标记物）沉淀于酶所在的部位，显示出酶在组织、细胞内的位置，并可做定量分析，从而研究酶的生理活性，以及在病理条件下的改变。国际生化学会酶委员会将酶分为氧化还原酶、转移酶、水解酶、裂解酶、异构酶、连接酶或合成酶等六类。常用的酶组织化学染色方法有金属-金属盐法、偶联偶氮色素法、色素形成法、底物标记法等，不同的方法原理各异。①金属-金属盐法是酶作用于底物，酶促反应的产物沉淀于酶存在的部位，再用金属捕获剂与产物进行金属置换，使产物显色，多用于水解酶。②偶联偶氮色素法多以人工合成的萘酚及其衍生物作底物，酶促反应的产物与重氮盐结合，发生偶联偶氮反应，在酶存在的部位形成偶氮色素沉淀，主要用于水解酶、转移酶等。③色素形成法多用于氧化还原酶，细胞内的酶使无色底物转变为有色沉淀。④底物标记法则是用金属、色素、核素等标记底物，从而显示酶存在的部位。

# 第三节　组织细胞的常用化学技术

组织化学技术（histochemistry）是将化学、物理、生物化学、免疫学或分子生物学的原理和技术与组织学技术相结合而产生的技术，能在组织切片上定性、定位地显示某种物质的存在与否及分布状态；还可进一步用显微分光光度计或图像分析仪测定切片中该物质的反应强度，获得定量的信息。将这种技术应用于游离细胞样品（如细胞涂片）时，则称之为细胞化学技术。

1. 一般组织化学技术　一般组织化学技术的基本原理是在切片上加某种试剂，使之和组织中的待检物质发生化学反应，其最终产物为有色沉淀物（多用光镜观察），或为重金属沉淀（多用电镜观察）。

2. 免疫组织化学技术　是根据抗原与抗体特异性结合的原理，检测组织细胞中的肽或蛋白质的技术。肽和蛋白质均具有抗原性，当把人或动物的某种肽或蛋白质作为抗原注入另一种动物体内，其体内会产生针对该抗原的特异性抗体（免疫球蛋白）。将抗体从动物血清中提取出来后，与标记物相结合，即成为标记抗体。用后者与组织切片孵育，抗体则与组织中相应抗原特异性地结合，在显微镜下通过观察标记物而获知该肽或蛋白质的分布部位。常用标记物有荧光素（用荧光显微镜观察）、辣根过氧化物酶（经酶的组织化学处理后用光镜或电镜观察）、胶体金（多用电镜观察）。免疫细胞化学技术在光镜和电镜水平的大量研究工作中已被广泛应用，细胞内任何抗原都可以被定位。免疫细胞化学技术之所以得到如此广泛的应用，是因为免疫细胞化学用于生物学研究有许多突出的优点：①高度的特异性；②高度的敏感性；③步骤方法统一；④形态、功能和代谢密切结合。免疫细胞化学技术在细胞、染色体或亚细胞水平原位检测抗原分子，是其他任何生物技术都难以达到和代替的，它能在细胞、基因和分子水平同时原位显示基因及其表达产物，由此形成了新的检测系统，为生物学、医学和其他各个领域的分子水平研究和诊断开拓了广阔的前景。

3. 原位杂交组织化学　1961 年霍尔（Hall）启动了液相核酸杂交技术的研究，其基本原理是利用核酸分子单链之间有互补的碱基顺序，通过碱基对之间非共价键的形成，出现稳定的双链区，形成杂交的双链。自此以后，由于分子生物学技术的迅猛发展，特别是 20 世纪 70 年代末到 80 年代初，分子克隆、质粒和噬菌体 DNA 的构建成功以及核酸自动合成仪的诞生，大大丰富了核酸探针的来源，新的核酸分子杂交类型和方法不断涌现。按其作用方式可大致分为液相杂交和固相杂交两种：液相杂交是指参加反应的两条核酸链都游离在溶液中；而固相杂交是将参加反应的一条核酸链固定在固体支持物（常用的有硝酸纤维素滤膜，其他如尼龙膜、乳胶颗粒和微孔板等）上，另一条参加反应的核酸链游离在溶液中。固相杂交又分为菌落原位杂交、斑点杂交、Southern 印迹杂交、Northern 印迹杂交和组织原位杂交（即原位杂交组织化学技术和原位杂交免疫细胞化学技术）。液相分子杂交技术包括吸附杂交、发光液相杂交、液相夹心杂交和复性速率液相分子杂交等。

# 第四节　组织芯片的原理和应用

组织芯片与基因芯片、蛋白质芯片及细胞芯片等一样，属于一种特殊的新型生物芯片，是一种高通量、多样本的研究工具。它将数十个甚至上千个不同个体的组织标本集成在一张固相载体上，为医学分子生物学提供了一种高通量、大样本及快速的分子水平的分析工具。研究者一次可有效利用成百上千份处于自然或疾病状态下的组织标本来研究特定基因及其所表达的蛋白质与疾病之间的相关关系，对于疾病的分子诊断、预后指标和治疗靶点的定位、抗体和药物的筛选等方面均有十分重要的实用价值。

组织芯片技术克服了传统病理学技术方法中存在的缺陷，使研究人员第一次有可能利用成百甚至上千份正常或处于疾病状态（包括疾病不同发展阶段）下的组织标本，同时进行某一个或多个特定的基因或与其相关的表达产物的研究，可以上百倍地提高病理组织学研究的效率并节约实验材料和试剂。组织芯片技术与传统的病理学技术、组织化学技术、免疫组化（IHC）技术、原位杂交（ISH）技术、荧光原位杂交（FISH）技术及原位 PCR 技术等相结合，能在 DNA、mRNA 和蛋白质等不同分子水平上研究病理组

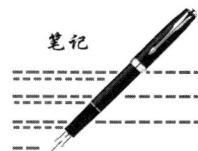

织。这对人类基因组学、后基因组学的深入研究与发展，特别是对研究特定基因及其所表达的蛋白质与疾病之间的相互关系、疾病的分子诊断、预后指标的确定、治疗靶点的定位、治疗过程的追踪与预测、抗体和新药物的开发与筛选以及基因治疗的研发等方面均有着十分重大的实际意义和极为广阔的应用前景。

操作方法及步骤如下。

（1）收集和选择病例。首先应根据已有的研究课题收集和选择病例，可以是过去档案中的病例，也可以是新病例。

（2）复查组织切片，审查病理诊断，标记组织中的靶点（即预取组织点）。可采用打点或画圈法。

（3）收集相应的组织蜡块（即供体蜡块），标记相应靶点。可采用打点或画圈法。

（4）制作空白蜡块（即受体蜡块）。根据需要可选用大小不同的模具，将塑料架放在模具上，将融化的石蜡倒入模具，待冷却至室温后，将整个模具放入−20 ℃冰箱静置6 min，然后就可以很容易地将与塑料架凝固在一起的蜡块从模具中取出。常用的受体蜡块的大小一般为35 mm×25 mm×5 mm，这种蜡块足以做直径为2 mm的、60个点的组织芯。也可根据具体需要自行设计蜡块大小。制作受体蜡块的蜡应具有一定的韧性，不可太硬，否则在打洞时易发生碎裂，影响芯片的质量，甚至导致制作失败。采用熔点在56~58 ℃的蜡，效果很好。

（5）用组织芯片制作机在受体蜡块上打洞。目前常用的打洞针的直径有0.6 mm、1.1 mm、1.15 mm和2.1 mm四种。打洞的深度一般为3~4 mm，也可根据需要调节深度。根据预取组织芯的个数确定受体蜡块上打洞的个数及第一个洞的位置。具体操作步骤：调节深度控制杆，确定打洞的深度为3 mm；下推持针架，使打洞针进入受体蜡块3 mm后，右旋针柄，使蜡芯底部截断；再上推持针架，打洞针退出受体蜡块；再将针芯按下，将蜡芯推出，用镊子将其夹至废物盒内。至此，第一个洞打成。

（6）获取供体蜡块组织芯。用另一打洞针（其内径等于前一打洞针的外径）在蜡块的标记部位打洞采集组织芯，其长度比打洞的深度短0.1 mm左右。采集组织芯的方法与在受体蜡块上打洞相同。组织芯被推出后，将其直接插入或用镊子小心夹取并插入受体蜡块的空洞内，用普通载玻片将组织芯向下按平。为易于分辨组织芯片上各组织的序号，一般用空的蜡块作为第一个组织芯，以作为标志。

（7）然后用距离调节器准确地将打洞针向前后或左右移动适当的距离，再重复上述"（5）"的操作方法，在受体蜡块上打第二个洞；重复"（6）"的操作方法，取第二个组织芯，并将其安插入空洞。如此反复，即可将数十至上千的组织芯整齐地安插于受体蜡块中。最后，在蜡块的背面用打洞针的针芯将所有组织芯一个个按平，使制成的组织芯片蜡块表面平坦光滑。

（8）将制成的组织芯片蜡块连同制作模具一起放入60 ℃电热恒温干燥箱内1 h，使组织芯与受体蜡块的蜡融为一体，但不可熔化过度，否则可造成组织芯移位。轻轻地从电热恒温干燥箱中取出模具，让半熔状态的石蜡在室温下冷却约30 min，再放入−20 ℃冰箱内冷冻6 min。之后，将组织芯片蜡块从模具中取出。至此，组织芯片蜡块便制作成功。

（9）可将制作好的芯片蜡块进行切片或放入4 ℃冰箱内保存备用。

（10）对组织芯片蜡块进行切片。切片前将蜡块放在−20 ℃冰箱内30 min，使蜡块冷却变硬、易于切片。从冰箱内取出蜡块，将其快速夹在切片机上并调整好位置，尽量使

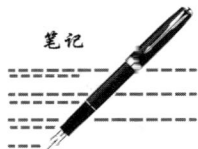

全部组织芯在同一个平面，小心地进行修片，直至每个组织芯都被切到。此时，可以正式连续切片，厚度定为 4 μm。将一连串连续切下的组织切片放入大的凉水盆中，动作要快，尽量在蜡块回暖之前多切片，目的是减少反复多次修片造成的组织损耗。但是，当组织已回暖后，容易卷片，故不宜强行切片。此时，可用冰块贴在蜡块上 1 min 左右，使其降温变硬，再稍加修整，快速连续切片，直至达到所需的切片数。

（11）将连续切片漂在凉水中，让其自然展开。盛放凉水的盆的直径要大于 50 cm，以保证连续切片充分展开。并且盆的颜色最好选择黑色，因其与切片对比强烈，操作者易于观察和分片。

（12）用眼科弯头镊子和载玻片按顺序分开每张切片，分片时将连续切片的头端的第一片贴于载玻片上，固定住，然后用镊子小心分离，防止在分离时组织切片裂开而导致组织芯样本缺失，这样做还能提高分片速度。再将分开的切片转移到 45 ℃ 的温水中展片，约 30 s，保证切片充分展开但不离散。用经 2%APES（氨丙基三乙氧基硅烷）丙酮液处理过的载玻片裱贴切片，用于免疫组化染色或原位杂交。

以上过程为常规切片的粘贴方式，还有一种是胶带粘贴切片法。首先将蜡块修平，把特制胶带贴在蜡块表面，进行切片，将切下的组织转移到涂有光敏胶的载玻片上，用滚筒轻轻压平，使胶带上的组织紧紧粘在载玻片上，用紫外线照射 1 min，再用特制的去油污洗液浸泡，使胶带从载玻片上脱离，晾干，−20 ℃ 保存。长期的实践表明，采用胶带粘贴切片法的主要问题是胶带有时难以从载玻片上分离，经常会黏带一部分组织下来，造成贴片不完整，且特制的胶带价格昂贵，不易购买。常规方法较为方便、经济，也能抵抗高温抗原修复处理而不脱片。

（13）将制成的组织芯片放入 60 ℃ 电热恒温干燥箱内烤片 1 h，取出，室温下冷却后放入 −4 ℃ 冰箱内保存备用。至此，组织芯片便制作成功。

# 第五节　标本、切片的观察方法和要求

1. 观察切片时应注意的问题

（1）注意切片的染色法。常用的 HE 染色法只能显示组织的一般结构，不能显示组织的所有结构，某些结构或成分，例如网状纤维、肥大细胞、嗜银细胞、网织红细胞、高尔基体及线粒体等需用特殊染色法或组织化学方法等才能显示。

（2）要全面、系统地观察切片。先用肉眼观察切片或标本，熟悉标本的大体形态，寻找要观察的大致部位。然后用低倍镜观察标本的全貌、结构层次或组织分布，并选择典型结构，再换为高倍镜进一步观察。

（3）建立细胞、组织和器官的立体概念。在一张切片上，往往能够观察到细胞和组织不同部位和方向的断面。同一种细胞、组织和器官，通过不同部位和方向的切面所显示的形态和结构常常不同（图 4-1～4-3）。因此，一般要求观察细胞或组织的纵切面与横切面，并尽可能观察不同部位和其他方向的切面。然后将不同切面的形态特点加以分析、综合，获得一个正确而完整的立体印象。实际工作中，通常只观察一个器官某一个方向的切面，故要将平面像转为立体观，更需要多加思考。

（4）善于运用比较、分析和综合的方法，提高辨认能力。在组织标本中，有些细胞、

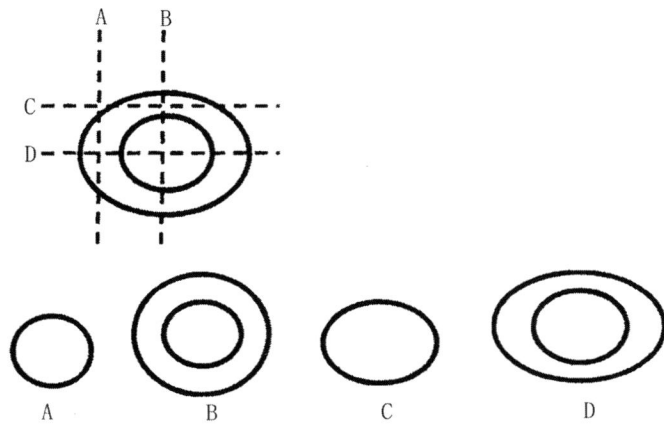

**图 4-1　鸡卵的各种切面观**

A. 通过卵白的横切面；B. 通过卵中央的横切面；

C. 通过卵白的纵切面；D. 通过卵及卵黄的纵切面。

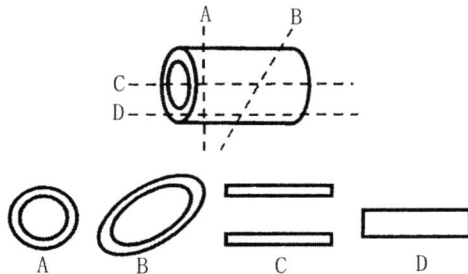

**图 4-2　直的管性结构的各种切面观**

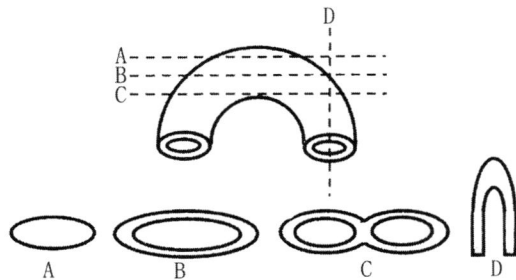

**图 4-3　弓形管性结构的各种切面观**

组织器官的形态类似，例如中性粒细胞与嗜酸性粒细胞、复层鳞状上皮与变移上皮、规则的致密结缔组织与平滑肌、骨骼肌与心肌、淋巴结与脾、小肠与结肠、三种唾液腺与胰腺、甲状腺与哺乳期乳腺、子宫增生期与分泌期等的形态类似，应对其进行认真比较，掌握各自的结构特点。

（5）理论和实际相联系。有时切片所见与理论描述不完全一致，其原因可能是组织或器官所处的生理状况不同，例如腺细胞在分泌前和分泌后，它们的形态往往有改变。也可能是由于样本取材于动物，动物与人的组织形态或多或少存在差异。例如，大鼠的肥大细胞较人的大；猪的肝小叶界限较人的清楚；狗、猫的小肠腺的帕内特细胞甚少或没有，甲状旁腺无嗜酸性细胞；兔、猫的卵巢间质腺较人的发达。其他原因如制片过程

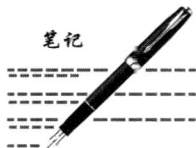

引起的人工假象，例如固定剂使组织变形（细胞形态改变，细胞间隙增大），福尔马林或重铬酸钾等固定剂未除尽，使组织中出现不规则的黑色结晶沉淀物；取材不及时或组织有病变，细胞发生肿胀、核固缩，胞质中出现空泡，甚至有寄生虫等；切片刀有缺口，造成组织发生纵行裂痕；或浸蜡时间过长，组织脆硬，易产生不规则裂纹；或贴片时未充分展开，组织重叠形成深染的条索状结构等。因此，当标本出现与理论描述不同的形态时，应认真思考。

2. 观察标本与切片

（1）大体标本的观察方法。实验课所观察的大体标本，一般都是用10%福尔马林固定，其大小、颜色、硬度与新鲜标本有所不同，标本缩小、变硬，颜色变浅、变灰，出血区则多变成黑褐色。

1）首先观察标本为何种器官、组织或其中的一部分。

2）观察脏器的体积和形状，是否肿大或缩小，有无变形。

3）从表面和切面观察脏器的颜色、光滑度、湿润度、透明度、硬度，有无病灶（如有病灶则继续观察）。

4）观察病灶的数目、位置、分布（弥漫或单个）、大小［体积，以长×宽×高（cm³）表示］、形状、颜色及其与周围组织的关系（有无包膜，是否压迫或破坏周围组织等）。

5）对空腔器官注意观察其内腔是否扩大、狭窄或阻塞，腔壁是否增厚或变薄，腔内有无内容物及其性状、特点等。

6）诊断：根据上述大体标本的病变，结合学过的理论知识做出正确的病理诊断。病理诊断格式为：脏器（或组织）名称+病理变化。

（2）组织病理切片的观察方法。首先用肉眼观察切片的一般轮廓、形态和染色情况，再用低倍镜，后用高倍镜，必要时才使用油镜观察。应重视低倍镜下观察，由此可以了解切片的全貌、层次、部位关系，辨别出是什么组织［如为病理性的，则考虑有何病变、病变所在部位、与周围组织的大致关系（有无包膜，是否压迫或破坏周围组织等）］。而高倍镜下观察的只是局部的放大，切勿放置切片后立即用高倍镜观察。如为病理性切片，应在病变部位换高倍镜观察，观察组织的形态及病变的细微结构。按此顺序观察切片的目的是训练学生正规的观察及分析方法，从整体到局部，从一般的结构到特殊的和细微的结构，从正常结构到病理结构。必要时应将肉眼、低倍镜和高倍镜观察相结合，综合考虑是正常组织还是病变组织。若属病变组织，应联想到可能产生的临床症状及疾病的发生、发展经过和机制。必须注意的是，观察过程中要将切片上有盖玻片的一面置于上方，切勿反置。

下篇　医学形态学基本实验

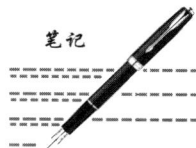

# 第五章 人体解剖学

## 概　述

### 一、课程简介

人体解剖学被称为"万医之门"，是医学中的基础学科和重要课程，是每个医学生的必修课。它主要研究正常人体的形态结构、相关功能及其发生和发展规律。学习解剖学的目的是让学生掌握人体器官系统的正常形态结构和毗邻关系、生长发育规律及其功能意义，为其他医学课程的学习奠定坚实的基础。只有在掌握人体正常形态结构的基础上，才能正确判断人体的正常和异常，正确理解人体的生理现象和病理变化，从而正确地预防、诊断和治疗疾病。

### 二、课程目标

本部分课程的教学目标是以教学大纲为依据，着眼于培养新时代的医学人才，在使学生获得人体解剖学理论知识的基础上，通过专业的特色将实验融合到每章、每节，注重培养学生在基础实验课上的动手与自学能力；并且在授课过程中注重启发与引导学生，培养学生发现问题、分析问题和解决问题的能力，从学校的理论学习阶段开始培养医学生的临床思维。

### 三、实验课程学习指导总括

（一）实验室规则和实验课注意事项

1. 课前准备　根据进度和实验指导的目的与要求，阅读实验指导的有关内容。每次实验课时应携带教科书、实习指导、绘图工具（红蓝铅笔、黑铅笔、橡皮、小刀及直尺），以便实验时参考及绘图时使用。

2. 实验室规则和注意事项

（1）自觉遵守实验室规则，不得无故缺席、迟到和早退。保持课堂安静、实验室整洁，课后应做好清洁，离开实验室时要关好门窗、水电。

（2）实习时按编定位置就座。

（3）每次实验课穿实验服，尊重大体老师，不能在实验室大声喧哗、随意拍照或进食。

（4）对实验仪器（3D数字人系统），学生不要随意开关，由专门负责的教师进行操作。

（二）学习方法

1. 课前　复习理论课学习的知识，预习实验指导教材，注意结合理论挑出重点，对实验的要求和内容有所了解。

2. 上课时 实验课应集中注意力。实验课教师先做系统的回顾与引导，然后教师进行示教，之后学生以组为单位进行学习与讨论。教师巡视课堂，注意指导与解决学生的问题。最后以组为单位选出学生进行学习内容的展示。

3. 课后 每次实验课后，应按照教学大纲的要求，结合标本对理论知识进行复习、整理、总结，加深理解和记忆。

（三）作业

每次按要求完成实验作业，教师给予修改与评分，计入学生的平时成绩（占期末考试总成绩的10%）。

# 实验一 颅 骨

## 【实验目的】

（1）用骨的标本说明骨的分类和构造。

（2）在标本上描述颅骨的分组及其组成，以及下颌骨的主要形态结构。

（3）在标本上指出额骨、顶骨、枕骨、颞骨、下颌骨、上颌骨、颧骨、鼻骨的位置。

（4）在标本上描述颅的顶面观、侧面观、前面观及颅底内面观和颅底外面观的主要结构。

（5）在标本上指出鼻旁窦的位置和开口部位，在活体上指出额窦和蝶窦的体表投影。

（6）在活体上触及下颌角、下颌头、乳突、枕外隆凸、眶上缘、眶下缘、顶结节等骨性标志。

## 【实验材料】

1. 标本

（1）成人骨架标本。

（2）全身游离骨标本。

（3）完整颅标本。

（4）颅水平切开标本。

（5）颅正中矢状切开标本。

（6）分离颅骨排列标本。

（7）下颌骨标本。

2. 模型

（1）颅分色模型。

（2）人体骨架模型（高度为 80 cm）。

3. 3D 数字人 运动系统的 3D 数字图片及相关视频。

## 【实验内容和方法】

（一）教师串讲

（1）复习骨的形态分类。

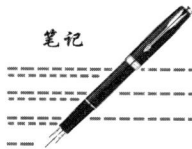

（2）复习颅骨的重要结构。

（二）骨学总论实习

1. 骨的分类

（1）在骨架标本或模型上，说明骨按位置的分类。

（2）在骨架标本上，描述长骨、短骨、扁骨、不规则骨的分布规律。

（3）从游离骨标本中找出典型的长骨、短骨、扁骨和不规则骨，并描述它们的形态结构特点。

2. 骨的构造

（1）长骨矢状切开标本。①骨干主要由骨密质构成，中空的管腔为髓腔，用来容纳骨髓。②长骨的两端膨大，表面为薄层骨密质，内部为海绵状的骨松质。③骨松质由骨小梁排列而成，其中的许多空隙容纳红骨髓。

（2）扁骨的断面标本，如颅骨切开标本的断面。内层和外层均为较厚的骨密质，分别称内板、外板。中间为厚薄不一的骨松质层，称板障。

（3）骨膜、骨髓的结构（从教学软件上了解）。

（三）颅骨实习

（1）正确持颅的方法为抓持颅的枕骨大孔、颧弓或切缘。切记不可用手指压迫眶、骨性鼻腔等薄弱结构，否则损坏后无法修复，丧失其使用价值。

（2）观察完整颅标本时应做到以下几点。①正确摆放。②指出其顶面、前面、侧面、底面。③分部：脑颅与面颅。脑颅骨参与颅腔的围成，面颅骨作为颜面部的骨性基础。④额骨、顶骨、枕骨、颞骨的位置和形态，并在活体上指出其位置。⑤上颌骨、下颌骨、鼻骨、颧骨、舌骨的位置和形态，并在活体上指出其位置。⑥下颌骨分为一体、两支，即下颌体（牙槽弓、牙槽、颏孔）和两侧的下颌支（下颌头、下颌角、下颌孔）。

（3）颅顶面观。在完整颅或颅盖标本上观察冠状缝、矢状缝、人字缝的位置和形态结构。

（4）颅侧面观。在完整颅或正中矢状切开标本上观察外耳门、颧弓、颞窝、颞下窝、翼点、乳突、下颌头、下颌角的位置和形态结构。

（5）颅底内面观。在颅水平切开标本或模型上观察，颅底内面自前至后分为由高到低3个区域：颅前窝（筛板、筛孔等）、颅中窝（垂体窝、眶上裂、圆孔、卵圆孔、棘孔等）和颅后窝（枕骨大孔、颈静脉孔、舌下神经管、内耳门、乙状窦沟等结构）。

用细铁丝探查筛孔、视神经管、内耳门、枕骨大孔、颈静脉孔、舌下神经管、眶上裂、圆孔、卵圆孔、棘孔的交通关系，思考它们各有什么结构通过。

（6）颅底外面观。在颅水平切开或完整颅标本上观察上颌牙槽弓、骨腭、鼻后孔、茎乳孔、枕外隆凸、下颌窝、关节结节、枕骨大孔、颈静脉孔、舌下神经管等。

（7）颅的前面观。在完整颅标本、颅水平切开标本或颅矢状切开标本上观察眶（视神经管、眶上孔、眶下孔、泪囊窝、鼻泪管、眶上裂、眶下裂等）、骨性鼻腔（骨性鼻中隔、上鼻甲、中鼻甲、下鼻甲、上鼻道、中鼻道、下鼻道等）和骨性口腔。

（8）鼻旁窦。在颅水平切开或矢状切开标本上观察上颌窦、额窦、筛窦、蝶窦的位置、形态和开口部位。在活体上指出上颌窦和额窦的体表投影。

（9）新生儿颅。在新生儿颅陈列标本或模型上观察前囟及后囟的位置、形状和质地。

（四）综合实习

（1）对于标本的关节面（下颌关节），要找到与之相对应的关节面，对合在一起并运动几下。

（2）在切面或破损骨标本上观察骨密质（骨干断面，颅盖扁骨的内板和外板）和骨松质（骺、颅盖扁骨的板障）及其分布规律。

（3）活体上触及头部下颌角、下颌头、乳突、枕外隆凸、眶上缘、眶下缘、顶结节。

## 【实验报告】

1. 实验总结

（1）骨的分类和构造。

（2）额骨、顶骨、枕骨、颞骨、下颌骨、上颌骨、颧骨、鼻骨的位置。

（3）颅的顶面观、侧面观、前面观以及颅底内面观和颅底外面观的主要结构。

2. 绘图

（1）绘制骨结构的模式图。

（2）绘制颅骨侧面观，并标出翼点的位置，解释其临床意义。

3. 填图

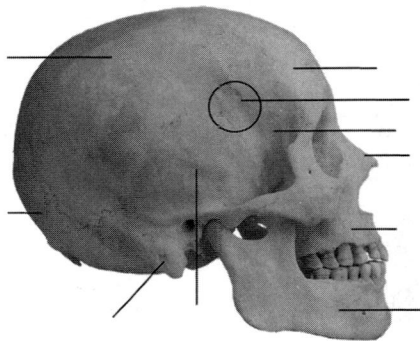

# 实验二　躯干骨和四肢骨

## 【实验目的】

（1）在标本上描述椎骨的一般形态和各部椎骨的特点。

（2）在标本上描述胸骨的位置和形态结构。

（3）在标本上描述肩胛骨、肱骨、尺骨、桡骨、髋骨、股骨、胫骨、腓骨的位置和主要形态结构。

（4）在标本上描述手骨、足骨各部的位置和组成。

（5）在活体上触及以下骨性标志。

1）第7颈椎至第5腰椎棘突、尾骨尖、骶正中嵴、骶角、颈静脉切迹、胸骨角、肋骨、肋弓、剑突。

2）锁骨、肩峰、肩胛冈、肩胛骨下角、肱骨内上髁、肱骨外上髁、鹰嘴、桡骨茎

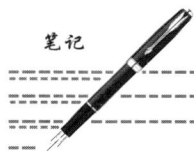

突、尺骨茎突。

3）髂嵴、髂前上棘、髂后上棘、坐骨结节、耻骨结节、髌骨、胫骨粗隆、内踝、外踝、跟骨结节。

**【实验材料】**

1. 标本

（1）成人骨架标本。

（2）躯干骨游离标本。

（3）四肢骨游离标本。

2. 模型

（1）手骨串联模型。

（2）足骨串联模型。

（3）脊柱模型。

（4）骨盆模型。

（5）人体骨架模型（大小为成人骨架的1/2）。

3. 3D数字人　运动系统的3D数字图片及相关视频。

**【实验内容和方法】**

（一）教师串讲

复习躯干骨的组成及重要骨的形态。

（二）躯干骨实习

1. 椎骨

（1）组成。在脊柱、骨架或分离的椎骨标本上，描述椎骨的分组及其组成（第1~7颈椎、第1~12胸椎、第1~5腰椎、骶骨和尾骨）。

（2）椎骨的一般形态。观察第3颈椎至第5腰椎中的任何一块。首先明确其上下和前后方位，然后描述椎体、椎弓、椎孔、棘突、横突、上关节突、下关节突、椎弓板的形态结构。

将相邻的几块椎骨按对应关系叠放在一起，观察椎管的构成、椎间孔的围成、上下关节突组成的关节。

（3）各部椎骨的特点。①颈椎：横突孔，寰椎，枢椎，隆椎。将寰椎与枢椎按对应关系摞起来，观察构成关节的关节面。②胸椎：肋凹；棘突细长，斜向后下方。③腰椎：椎体大；棘突呈板状，水平伸向后方。④骶骨：骶岬，骶管，骶管裂孔，骶角，耳状面。⑤尾骨。

2. 胸骨　在骨架和活体上指出其位置，描述胸骨的分部（胸骨柄、胸骨体、剑突）和形态结构（颈静脉切迹、胸骨角、锁切迹、肋切迹等）。

3. 肋　在骨架标本上观察肋的组成（肋骨和肋软骨）和排列，观察游离肋骨的肋沟、肋头等结构。

（三）上肢骨实习

观察游离上肢骨时，通过典型结构首先明确其方位（上下端，前后面），然后确定是左侧的还是右侧的，并指出其在自身的位置。

1. 锁骨　呈"S"形弯曲。指出胸骨端、肩峰端等。

2. 肩胛骨　指出肩胛冈、肩峰、肩胛骨上角、肩胛骨下角、关节盂、冈上窝、冈下窝、肩胛下窝等。

3. 肱骨　指出肱骨头、外科颈、桡神经沟、肱骨内上髁、肱骨外上髁、尺神经沟、肱骨滑车、大结节等。

4. 尺骨　指出鹰嘴、滑车切迹、尺骨茎突等。

5. 桡骨　指出桡骨头、桡骨茎突等。

肘关节处于屈曲位时，观察鹰嘴、肱骨内上髁、肱骨外上髁三点连线构成的等腰三角形（肘后三角）；肘关节处于伸展位时，观察三点在同一直线上。

6. 手骨　①腕骨：指出豌豆骨。②掌骨：指出第1~5掌骨。③指骨：指出近节指骨、中节指骨、远节指骨。

（四）下肢骨实习

观察游离下肢骨时，通过典型结构首先明确其方位（上下端，前后面），然后确定是左侧的还是右侧的骨，并指出其在自身的位置。

1. 髋骨　分为髂骨、坐骨和耻骨，指出髋臼和闭孔。①髂骨：指出髂嵴、髂前上棘、髂后上棘、髂窝、耳状面等。②坐骨：指出坐骨结节。③耻骨：指出耻骨结节、耻骨联合面。

2. 股骨　指出股骨头、股骨颈、大转子、股骨内侧髁、股骨外侧髁、股骨内上髁、股骨外上髁。

3. 髌骨　指出髌关节面。

4. 胫骨　指出胫骨内侧髁、胫骨外侧髁、胫骨粗隆、内踝、胫骨前缘和内侧面。

5. 腓骨　指出腓骨头、腓骨颈、外踝。

6. 足骨　指出跗骨、距骨滑车、跟骨结节、第1~5跖骨、趾骨。

（五）综合实习

（1）对于标本关节面，要找到与之相对应的关节面，将其对合在一起并运动几下。

（2）骨性标志。在骨标本上找到以下结构，并在活体上触及。

1）躯干骨：第7颈椎棘突，胸椎棘突，腰椎棘突，胸骨角，颈静脉切迹，剑突，肋，肋间隙，骶正中嵴，尾骨尖。

2）上肢骨：锁骨，肩胛冈，肩峰，肩胛骨下角，肱骨内上髁，肱骨外上髁，鹰嘴，尺骨茎突，桡骨茎突，豌豆骨，掌骨，指骨。

3）下肢骨：髂嵴，髂前上棘，髂后上棘，髂结节，坐骨结节，耻骨结节，大转子，髌骨，胫骨内侧髁，胫骨外侧髁，胫骨粗隆，内踝，外踝，腓骨头，跟骨结节。

【实验报告】

1. 实验总结

（1）椎骨的一般形态和各部椎骨的特点。

（2）胸骨的位置和形态结构。

（3）肱骨、尺骨、桡骨、髋骨、股骨、胫骨、腓骨的位置和主要形态结构。

2. 绘图　绘制肱骨的前面观和后面观，并标注主要的骨性结构。

3. 填图

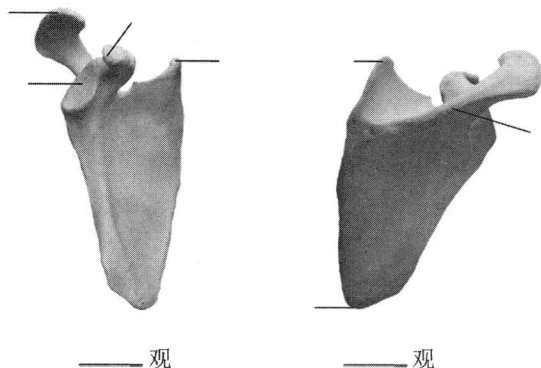

————观　　　　————观

# 实验三　关　节

## 【实验目的】

（1）运用标本、模型、活体，说明骨连结的分类以及关节的基本结构和辅助结构。在活体上演示关节的各种运动形式。

（2）在标本或模型上指出椎间盘的位置、结构和毗邻关系，椎骨之间的韧带、关节等骨连结。

（3）在标本和模型上描述脊柱的前面观、后面观和侧面观。在活体上运动颈部和腰部：屈、伸、侧屈、旋转和环转运动。

（4）在标本或模型上描述肩关节、肘关节、腕关节的组成和结构特点。在活体上演示上肢关节的运动形式。

（5）在标本和模型上描述骨盆的组成、分部和小骨盆的整体观，以及骨盆的连结和性别差异。

（6）在标本和模型上描述髋关节、膝关节、踝关节、足弓的结构。在活体上演示下肢关节的运动形式。

（7）在标本和模型上描述下颌关节的结构。在活体上演示该关节的运动形式。

## 【实验材料】

1. 标本

（1）肩关节、肘关节、腕关节、手关节标本。

（2）髋关节、膝关节、踝关节、足关节标本。

（3）骨盆标本。

（4）脊柱节段标本（示椎间盘切面）。

（5）下颌关节标本。

（6）成人骨架标本。

2. 模型

（1）骨架模型（大小为成人骨架的1/2）。

（2）脊柱模型。

（3）骨盆模型。

（4）完整颅模型。

3. 3D 数字人　运动系统的 3D 数字图片及相关视频。

## 【实验内容和方法】

（一）教师串讲

（1）复习关节的基本结构。

（2）引导学生复习身体各部位关节（构成、特点及运动形式）。

（二）躯干骨连结实习

（1）椎骨之间的连结。在脊柱节段的横断面和正中矢状断面标本上，观察椎间盘的位置和结构，推测其功能。注意观察纤维环后部与其他部分的强弱对比，以及纤维环与后纵韧带的毗邻关系。观察前纵韧带、后纵韧带、黄韧带、棘间韧带、棘上韧带、关节突关节、寰枢关节的位置和质地，推测其功能。

（2）脊柱的整体观。在脊柱模型或骨架上观察脊柱的构成。前面观的重点是自上而下椎体大小的变化；后面观的重点是棘突的排列形态；侧面观的重点是脊柱的生理性弯曲，即颈曲、腰曲、胸曲和骶曲。注意它们的位置和弯曲的方向及弧度，并推测其生理功能。

（3）肋的连结，包括肋椎关节、胸肋关节、肋弓等。

（4）胸廓。在胸廓标本或骨架上观察。①胸廓的组成和连结：前者包括胸骨、肋和胸椎；后者包括椎骨间连结、胸肋关节、肋椎关节等。②胸廓的整体观：胸廓上、下口的围成和形状，肋间隙，胸骨下角，胸廓的前后径和横径。③在骨架标本上提升和复原胸廓前壁，观察其对胸廓内腔容积的影响。

（三）上肢骨连结实习

1. 肩关节标本和骨架　①由肱骨头和关节盂组成，属于球窝关节。②关节囊薄而松弛，内有肱二头肌长头腱通过。③肱骨头较大，而关节盂浅而小；加上前两个结构的特点，使得肩关节具备进行非常灵活的运动的基础。④自身演示肩关节的屈、伸、内收、外展、旋内、旋外和环转运动。

2. 肘关节标本和骨架　①由肱骨下端和尺骨、桡骨的上端组成，一个关节囊内有 3 对关节面（肱尺关节、肱桡关节和桡尺近侧关节）。②关节囊前、后壁松弛，两侧有韧带加强，桡骨头周围有环状韧带。③自身演示肘关节的屈伸运动。

3. 腕关节标本和骨架　①由桡骨下端和尺骨头下方的关节盘组成关节窝，腕骨近侧列构成关节头。②腕关节属于二轴关节，可做屈、伸、内收、外展和环转运动。

4. 手关节标本、模型和骨架　①观察掌指关节的组成，并做第 2~5 指的屈、伸、内收和外展。②观察拇指腕掌关节的组成，并做屈、伸、内收、外展、环转运动和对掌运动。③观察指关节的组成，并做屈、伸运动。

（四）下肢骨连结实习

1. 髋关节标本和骨架　①由髋臼和股骨头组成。因关节窝深，而关节头相对较小，故称杵臼关节。②关节囊厚而坚韧，囊内有股骨头韧带连于髋臼与股骨头之间。③髋关节属于三轴关节，能做屈、伸、内收、外展、旋内、旋外和环转运动。

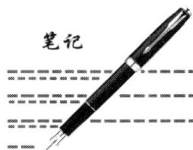

2. 膝关节标本和骨架　①由股骨下端、胫骨上端和髌骨组成。②关节囊内的辅助结构主要有前、后交叉韧带和内、外侧半月板。③膝关节主要做屈、伸运动。

3. 距小腿关节（踝关节）标本和骨架　①由胫骨、腓骨下端和距骨组成。②关节囊前、后壁松弛，内侧的三角韧带坚韧，外侧韧带薄弱。③踝关节主要做背屈和跖屈运动，还参与足内翻、足外翻。

4. 骨盆标本和模型　①由骶骨、尾骨和左、右髋骨连结而成。②骨连结有骶髂关节、耻骨联合、骶结节韧带、骶棘韧带等。③以骶岬、弓状线、耻骨梳、耻骨结节和耻骨联合上缘围成的环形界线，分为上部的大骨盆和下部的小骨盆。④小骨盆的整体观：骨盆上口、骨盆下口、骨盆腔、耻骨弓。⑤比较男性与女性骨盆的形态差异。

5. 足弓标本、模型　观察足弓的组成和形态结构，并推测其功能。

（五）颅骨的连结实习

1. 直接连结　绝大多数颅骨之间以缝或软骨直接连结。

2. 颞下颌关节（下颌关节）标本、模型和挂图　①颞下颌关节由颞骨的下颌窝及关节结节与下颌骨的下颌头组成。②关节囊较松弛，关节腔内有关节盘。③两侧的下颌关节同属联动关节，可使下颌骨上提、下降、前移、后退和侧方运动。④触及下颌头并张大口，体会它的移动方向及其与关节结节的位置关系，并理解下颌关节脱位的解剖学基础。

【实验报告】

1. 实验总结
（1）椎间盘的位置、结构和毗邻关系，以及椎骨之间的韧带、关节等骨连结。
（2）肩关节、肘关节的组成和结构特点及运动形式。
（3）髋关节、膝关节的组成和结构特点及运动形式。

2. 绘图　绘制关节基本结构模式图。

3. 论述题　查资料回答以下问题：①腰椎穿刺的部位。②穿刺点的确定方法。③进入椎管的解剖层次。

# 实验四　肌

【实验目的】

（1）在标本上指出肌的构造和分类。
（2）在标本上说明背肌的分层，指出斜方肌、背阔肌、竖脊肌的位置和形态结构。
（3）在标本上指出胸大肌、胸小肌、肋间肌、前锯肌的位置和形态结构。
（4）在标本上指出膈肌的位置、孔裂及穿经它的结构，并说明其特点及运动形式。
（5）在标本上说明腹肌的分群，指出腹直肌、腹外斜肌、腹内斜肌、腹横肌、腹直肌鞘、腹白线、腹股沟管的位置和形态结构。
（6）在标本上说明颈肌的分群，指出胸锁乳突肌、斜角肌的位置和形态结构。
（7）在标本上说明头肌的分群，指出枕额肌、眼轮匝肌、口轮匝肌、颞肌、咬肌、翼内肌、翼外肌等的位置和形态结构。
（8）在标本上说明上肢肌的分部及分群，指出三角肌、肱二头肌、肱三头肌、前臂

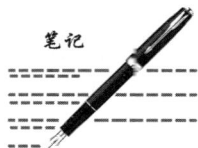

肌前群、前臂肌后群、手肌内侧群、手肌中间群和手肌外侧群的位置和形态结构。

（9）在标本上说明下肢肌的分部及分群，指出臀大肌、臀中肌、臀小肌、梨状肌、股四头肌、缝匠肌、腘绳肌、胫骨前肌、小腿三头肌、胫骨后肌等的位置和形态结构。

## 【实验材料】

1. 标本
（1）上肢肌标本。
（2）下肢肌标本。
（3）背肌标本。
（4）胸肌和腹肌标本。
（5）头肌标本（包括面肌标本和咀嚼肌标本）。
（6）膈肌标本。
（7）颈肌标本。

2. 模型
（1）上肢肌模型。
（2）下肢肌模型。
（3）背肌模型。
（4）胸肌和腹肌模型。
（5）头肌模型（包括面肌模型和咀嚼肌模型）。
（6）膈肌模型。
（7）颈肌模型。
（8）盆底肌模型。

3. 3D 数字人　运动系统的 3D 数字图片及相关视频。

## 【实验内容和方法】

（一）教师串讲

（1）复习肌的构造和分类。
（2）引导学生复习身体各部位的重要肌群（位置、起止和功能）。

（二）躯干肌实习

1. 背肌标本和模型　①观察背肌浅层的斜方肌、背阔肌等的位置和形状。②观察背肌深层的竖脊肌的位置、形状和胸腰筋膜（竖脊肌周围的深筋膜鞘）。③绷紧腰部，用手指感知竖脊肌的位置和形状，总结该肌的作用。

2. 胸肌标本和模型　①观察胸大肌、胸小肌、前锯肌、肋间外肌、肋间内肌的位置和形状。②在活体上收缩胸大肌、前锯肌等，观察其位置，触摸、感知它们的质地。

3. 膈肌标本和模型　①位置：在胸腔、腹腔之间，构成胸腔的底和腹腔的顶。②起止和形状：起自胸廓下口，止于中心腱，呈穹隆状。③裂孔及通过的结构：腔静脉孔（下腔静脉通过该裂孔）、食管裂孔（食管和迷走神经通过该裂孔）、主动脉裂孔（降主动脉和胸导管通过该裂孔）。

4. 腹肌标本和模型　①观察腹肌前外侧群的组成和排列关系。②观察腹直肌的位置、形状和其前、后的腹直肌鞘。③观察精索穿经腹前壁下部形成的裂隙，即腹股沟管。

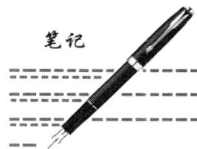

④做仰卧起坐，观察腹直肌的隆起和正中的白线。

（三）头颈部肌肉实习

1. 面肌标本和模型　观察眼轮匝肌、口轮匝肌、枕额肌、颊肌等的位置和形状。在自身演示它们的作用。

2. 咀嚼肌标本和模型　观察咬肌、颞肌等的位置和形状。在自身演示它们的作用。

3. 颈肌标本和模型　①观察颈阔肌、胸锁乳突肌的位置和形状。②与同学合作，阻挡头的扭转和低头动作，同时用第 2~4 指指腹触及胸锁乳突肌的位置和形状，总结该肌的作用。③观察舌骨上肌群、舌骨下肌群、前斜角肌、中斜角肌、斜角肌间隙等。

（四）上肢肌实习

1. 肩肌标本和模型　①观察三角肌的位置、起止和形状。②把第 2~4 指掌面贴在肩的外侧部，使抬臂受阻，感知三角肌的硬度变化和轮廓。③观察其他肩肌。

2. 臂肌标本和模型　①观察臂肌前群的位置和组成。②观察肱二头肌的位置和形状、肱二头肌腱及其与肘关节的位置关系。③观察臂肌后群的位置、肱三头肌的位置和形状、肱三头肌腱及其与肘关节的位置关系。

3. 前臂肌标本和模型　①观察前臂肌前群的位置和组成。②观察掌长肌腱的位置和形状。③指屈肌腱穿经腕管至手掌。④观察前臂肌后群的位置和组成。⑤呈现掌长肌腱：手指用力伸直，腕关节微屈，在前臂掌面下部观察和触摸掌长肌腱。⑥用力伸直手指，在手背观察指伸肌腱、拇长伸肌腱等。

4. 手肌标本和模型　①观察手肌外侧群的位置、组成及其与鱼际、拇指关节的位置关系，并推测其功能。②观察手肌内侧群的位置、组成及其与小鱼际的关系。③观察手肌中间群的位置、组成及其与手关节的位置关系，并推测其功能。

5. 上肢肌性标志　在活体上触及三角肌、肱二头肌、肱二头肌腱、肱三头肌、掌长肌腱、拇长伸肌腱、指伸肌腱、鱼际、小鱼际、腋窝、肘窝、鼻烟窝、掌心等，初步了解它们的生理意义和临床意义。

（五）下肢肌实习

1. 髋肌标本和模型　①髋肌前群的腰大肌和髂肌合称髂腰肌，共同经髋关节囊的前内侧。②髋肌后群即臀肌，包括浅层的臀大肌及其下方的臀中肌和臀小肌。③臀大肌深面的梨状肌将坐骨大孔分隔成梨状肌上孔和梨状肌下孔，孔内有重要的血管和神经通过。

2. 大腿肌标本和模型　①观察大腿肌前群：缝匠肌的形状和位置、股四头肌的组成、股外侧肌的位置、股四头肌腱及其中的髌骨和下段的髌韧带。②观察大腿肌后群的位置、组成和下段肌腱与膝关节的位置关系。③观察大腿肌内侧群的位置、组成及其与髋关节的位置关系。

3. 小腿肌标本和模型　①观察小腿肌前群的位置和组成、下段肌腱与足关节的位置关系，并推测其主要功能。②观察小腿肌后群的位置和组成、下段肌腱与足关节的位置关系，并推测其主要功能。重点观察小腿三头肌浅部的腓肠肌和深部的比目鱼肌，以及这两块肌肉下段的跟腱及其止点。③观察小腿肌外侧群的位置和组成、下段肌腱与足关节的位置关系，并推测其主要功能。

4. 下肢肌性标志　在活体上触及臀大肌、臀中肌、股四头肌、股外侧肌、髌韧带、腓肠肌、跟腱、姆长伸肌腱、股三角、腘窝等，初步了解它们的功能和临床意义。

**【实验报告】**

1. 实验总结

（1）肌的构造和分类。

（2）背肌的分层，指出斜方肌、背阔肌、竖脊肌的位置和形态结构。

（3）胸大肌、肋间肌、前锯肌的位置和形态结构。

（4）膈肌的位置、孔裂及穿经它的结构，并说明其特点及运动形式。

（5）胸锁乳突肌、斜角肌的位置和形态结构。

（6）枕额肌、眼轮匝肌、口轮匝肌、颞肌、咬肌、翼内肌、翼外肌等的位置和形态结构。

（7）三角肌、肱二头肌、肱三头肌的位置和形态结构。

（8）臀大肌、臀中肌、臀小肌、梨状肌、股四头肌、腘绳肌、胫骨前肌、小腿三头肌、胫骨后肌等的位置和形态结构。

2. 绘图

（1）绘制肌的起止和功能模式图。

（2）绘制腹前壁横切面的结构。

3. 简答题　简述呼吸肌的组成及其功能。

# 实验五　消化系统

**【实验目的】**

（1）在标本或模型上说明消化系统的组成。

（2）在活体上指出口腔的 6 个壁、腭和舌的位置和形态结构，以及牙的分部和排列。

（3）在标本上指出腮腺、下颌下腺的位置和导管开口部位。在活体上指出其体表投影。

（4）在标本或模型上指出咽的位置、分部及其重要结构。

（5）在标本或模型上指出食管的起止、分部和生理性狭窄。

（6）在标本或模型上指出胃的位置和形态结构。在活体上指出其体表投影。

（7）在标本或模型上指出十二指肠、空肠和回肠的位置和形态结构。在活体上指出它们的体表投影。

（8）在标本或模型上指出盲肠和结肠的外形特征，以及盲肠、结肠、直肠、阑尾的位置和形态结构。在活体上指出它们的体表投影。

（9）在标本上指出肝的位置和形态结构。在活体上指出其体表投影。

（10）在标本或模型上指出肝外胆道的组成及其相互关系，以及胆囊的位置和形态结构。在活体上指出胆囊底的体表投影。

（11）在标本或模型上指出胰的位置和形态结构，以及胰管的开口部位。

**【实验材料】**

1. 标本

（1）食管和胃的游离标本。

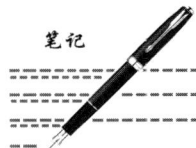

（2）空肠、回肠、结肠、盲肠和阑尾的游离标本。

（3）肝的游离标本（附胆囊）。

（4）胰的游离标本。

（5）肝、胆道、十二指肠和胰的联合标本。

（6）腹腔脏器原位标本。

（7）头颈部正中矢状切开标本。

2. 模型

（1）牙模型（纵行切开示牙髓）。

（2）肝模型。

（3）胃模型（纵行切开示胃腔）。

（4）十二指肠、胰和脾的联合模型。

（5）头颈躯干模型（胸腹腔脏器可拆装）。

（6）腹部正中矢状断面模型。

（7）盆部正中矢状断面模型。

（8）直肠模型。

3. 器械

（1）化妆镜。

（2）手电筒。

（3）压舌板。

4. 3D 数字人　消化系统 3D 数字图片及相关视频。

## 【实验内容和方法】

（一）教师串讲

（1）复习消化系统的组成和功能。

（2）引导学生复习消化道重要器官的结构。

（3）引导学生复习肝的形态结构。

（二）消化系统实习

1. 消化系统组成陈列标本、人体正中矢状切开模型或人体半身模型　观察消化系统器官的大致位置和形态结构（中空性或实质性器官）。

2. 口腔　对着镜子观察自身，或同学之间相互观察　①唇：观察上唇、下唇、口裂、口角、颊、人中、鼻唇沟等结构。②口腔：观察口腔前庭与固有口腔；观察口腔顶（腭），硬腭和软腭的质地，软腭形成的腭帆、腭垂、腭舌弓，以及它们与舌根共同围成的咽峡；观察腭舌弓与腭咽弓之间的腭扁桃体。③观察舌背面后部的界沟及由此分出的前2/3部的舌体、后1/3部的舌根，观察舌背面和侧缘黏膜上的舌乳头。④观察牙的组成和排列规律，以及牙冠、牙颈、牙龈等结构。⑤观察口腔底与舌下面之间的矢状位黏膜皱襞，即舌系带；在口腔底，观察舌系带附着点两侧的乳头状黏膜突起（舌下阜），后者后外侧的纵行黏膜皱襞即舌下襞。⑥上、下唇和颊与牙列之间的间隙为口腔前庭。由牙列围成、腭与口腔底之间的区域为固有口腔，闭口时容纳舌。舌尖向后舔到最后一颗磨牙（第三或第二磨牙）的游离后缘，此处为牙关紧闭时口腔前庭与固有口腔之间的唯一通道。

3. 头颈部正中矢状切开标本或模型　①观察舌内肌与舌外肌。②观察咽的位置、分部及其主要结构（咽鼓管咽口、咽隐窝、咽扁桃体、腭扁桃体、梨状隐窝等）。③观察腮腺的位置和形态结构。④观察下颌下腺的位置和形态结构。

4. 食管和胃的游离标本或模型　①观察食管的形状、粗细变化、内表面的黏膜皱襞等。②观察胃的外形：区分前后壁、上下缘、与十二指肠及食管的交界部，根据贲门切迹和角切迹划分出胃底、胃体和幽门部。③在胃纵行切开的标本或模型上观察贲门、幽门、幽门瓣、幽门括约肌、胃黏膜及皱襞、胃肌层的分层及其纤维走行。

5. 小肠游离标本或模型　①观察十二指肠的分部、十二指肠球、十二指肠大乳头等。②从管径粗细、外观颜色和内表面的黏膜皱襞等方面比较空肠与回肠。

6. 盲肠、结肠和直肠的游离标本或模型　①观察盲肠的形状，与回肠、升结肠的连接关系，以及盲肠腔内的回盲口、回盲瓣、阑尾口等结构。②观察阑尾的形状、附着点、阑尾系膜等。③观察盲肠和结肠的特征性结构：结肠带、结肠袋和肠脂垂。④观察直肠外形的直肠壶腹、直肠生理性弯曲等，以及直肠腔内表面的直肠横襞、肛柱、肛瓣、肛窦、齿状线、白线和肛门内、外括约肌等。

7. 肝脏游离标本或模型　①形状：呈楔形，分为两面（上、下面）、四缘（前、后、左、右缘）。②肝上面隆凸，与膈相邻；借矢状位的肝镰状韧带附着线分为一大一小两部分，即肝右叶和肝左叶。③肝前缘最低，又称下缘；后缘的大凹窝邻脊柱，其右侧可见下腔静脉或腔静脉沟，沟的上部可见 2~3 支肝静脉出肝脏，注入下腔静脉，又称第二肝门。④肝下面与腹腔脏器相邻，形成许多大小、形状各异的凹窝和裂隙。借两条矢状位的沟裂和一条冠状位的裂隙，肝下面分为四叶：左叶、右叶、方叶、尾状叶。⑤肝门为肝下面中央的横行裂隙，有肝固有动脉、肝门静脉、肝左管、肝右管等进出，在整体上出入肝门的结构连在一起，合称肝蒂。⑥胆囊为拇指大小的囊袋状结构，贴附于肝右叶下面的胆囊窝，外形分为胆囊底、胆囊体、胆囊颈和胆囊管四部分。

8. 胰游离标本或模型　①形状为三棱长条状，分为头、体、尾三部分。②背面暴露的胰管纵贯胰的长轴，右端斜穿十二指肠壁，开口于十二指肠大乳头。

9. 腹腔脏器原位标本或模型　①观察肝的位置（右季肋区、腹上区等）和毗邻关系（上面邻膈，并隔着膈邻右肺底；下面邻胃、横结肠、胆囊、右肾等）。②观察胃的位置和毗邻关系（大部分位于左季肋区，邻脾等；小部分位于腹上区，前面邻腹壁，后面邻胰等）。③掀起胃，观察其深部的十二指肠、胰、左肾等器官（合称胃床）。④小肠袢由小肠迂曲而成，空肠位于中下腹部的左上部，回肠位于中下腹部的右下部。⑤盲肠和阑尾位于右髂窝，掀起盲肠方能看到附着于其后内侧壁的阑尾。⑥结肠：升结肠贴附于腹后壁右侧；降结肠贴附于腹后壁左侧；横结肠游离于小肠前面；乙状结肠大部分位于左髂窝，下段至盆腔后壁移行于直肠。

10. 在活体上定位腹腔脏器在腹前外侧壁的体表投影　①肝的体表投影：右季肋区、腹上区等。②胃（空虚状态）的体表投影：左季肋区和腹上区。③胆囊底的体表投影：右锁骨中线与肋弓交点稍下方。④盲肠和阑尾的体表投影：右髂区。⑤乙状结肠的体表投影：左髂区。⑥空肠和回肠的体表投影：前者位于左上腹部，后者位于右下腹部。

【实验报告】

1. 实验总结
（1）消化系统的组成。

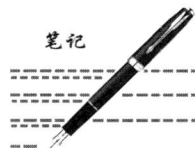

（2）咽的位置、分部及其重要结构。

（3）食管的起止、分部和生理性狭窄。

（4）胃的位置和形态结构。在活体上指出其体表投影。

（5）十二指肠、空肠和回肠的位置及形态结构。

（6）盲肠和结肠的外形特征，以及盲肠、结肠、直肠、阑尾的位置和形态结构。在活体上指出它们的体表投影。

（7）肝的位置和形态结构。在活体上指出其体表投影。

（8）肝外胆道的组成及其相互关系。

2. 绘图　绘制胃的形态（前面观）。

3. 简答题

（1）简述临床上留置胃管（由口腔至十二指肠）时依次经过的器官及其狭窄部位。

（2）绘制肝外胆道的组成，并简述胆汁的产生部位及空腹和餐后的排出途径。

4. 填图

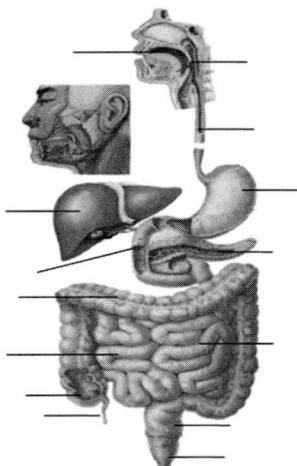

消化系统的组成

# 实验六　呼吸系统

## 【实验目的】

（1）在标本或模型上说明呼吸系统的组成。

（2）在活体上指出外鼻的形态结构。在标本上指出鼻腔的主要结构。

（3）在标本上指出鼻旁窦的位置和开口部位。在活体上指出上颌窦和额窦的体表投影。

（4）在标本或模型上说明喉软骨的形态结构及其连结，以及喉腔的分部和主要结构。在活体上触及甲状软骨、喉结、甲状软骨上切迹、环状软骨、环甲正中韧带。

（5）在标本上说明气管、主支气管的位置和形态结构。

（6）在标本上描述肺的位置和形态结构。在活体上指出肺尖和肺下界的体表投影。

（7）在标本上说明胸膜的分部，以及胸膜腔、胸膜隐窝的位置和形状。在活体上指

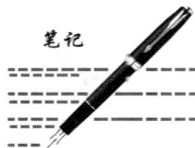

出胸膜下界的体表投影。

（8）在标本或模型上说明纵隔的位置、分区及其主要结构。

## 【实验材料】

1. 标本

（1）鼻腔正中矢状切开标本。

（2）喉腔（后部正中矢状切开）。

（3）气管、主支气管及其分支的游离标本。

（4）左、右肺的游离标本。

（5）胸腔脏器原位标本。

（6）胸膜原位标本。

2. 模型

（1）鼻腔正中矢状切开模型。

（2）喉软骨及其连结模型。

（3）喉正中矢状切开模型。

（4）气管和主支气管模型。

（5）肺的透明模型（示肺内支气管）。

（6）头颈躯干模型（胸腔脏器可拆装）。

（7）纵隔侧面观模型。

（8）胸部 X 线正位胶片和侧位胶片。

3. 器械

（1）听诊器。

（2）X 线胶片阅读器。

4. 3D 数字人　呼吸系统 3D 数字图片及相关视频。

## 【实验内容和方法】

（一）教师串讲

（1）复习呼吸系统的组成和功能。

（2）复习喉的形态结构。

（3）复习肺的形态结构。

（二）呼吸系统实习

1. 呼吸系统组成的陈列标本或人体半身模型　观察呼吸系统的组成。

2. 活体鼻　对着镜子观察自身或同学们之间相互观察。①观察外鼻的鼻根、鼻背、鼻尖、鼻翼和鼻孔，通过鼻孔观察鼻中隔、下鼻甲、鼻毛等。②用手捏着鼻背两侧左右晃动，体会鼻的下 2/3 内部由鼻软骨支撑；按压鼻根，体会其中的鼻骨。③用示指和中指的指腹在眉毛内侧半的上方上下搓，感知眉弓。其深部为额窦，该窦发炎时的压痛点在眶底的内上角。④用示指尖按压鼻翼外下方，找到尖牙窝，该窝为上颌窦发炎时的压痛点。

3. 头颈部正中矢状切开标本或模型　①鼻腔外侧壁：找到鼻阈，其前下方的小部分为鼻前庭，下端的开口为鼻孔，内表面长有鼻毛；后上的广大部分为固有鼻腔，最深部

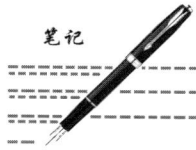

的开口称鼻后孔。②固有鼻腔外侧壁：观察鼻甲和鼻道；在可掀起或切去中鼻甲（暴露中鼻道）的标本上找到额窦、上颌窦的开口；在可掀起或切去下鼻甲（暴露下鼻道）的标本上找到鼻泪管的开口。③鼻中隔：呈矢状位，分隔左、右鼻腔；前下方小部分的中间结构为软骨，后上方大部分的中间结构为骨性鼻中隔，表面由鼻黏膜覆盖。

4. 喉软骨和喉正中矢状切开标本或模型　①观察喉软骨的组成、排列关系和形态结构。②观察环甲关节、环杓关节的组成和运动形式。③观察环甲膜、环甲正中韧带、声韧带等。④观察喉腔内面的前庭襞、前庭裂、声襞、声门裂，以及喉腔的分部和各部的形态特点。

5. 气管和主支气管标本或模型　①观察气管的起止、气管软骨环及其连结、气管膜壁、气管杈、气管隆嵴等。②观察主支气管的起止，比较左、右主支气管（从粗细、长短、走向方面进行比较），推测气管异物更容易坠入哪侧主支气管。

6. 肺标本或模型　①观察肺的形态：一尖（肺尖），一底（肺底或膈面），两面（胸肋面、纵隔面），三缘（前缘、后缘、下缘）。②比较左、右肺的大小。③在左肺前缘找到心切迹。④在肺内侧面找到肺门，观察进出肺门的主要结构。⑤辨认左肺的斜裂及其前下部的下叶和后上部的上叶，右肺的斜裂和水平裂以及被分隔的右肺的上、中、下三叶。⑥肺表面呈网格状的区域为肺小叶底的轮廓。

7. 胸腔脏器原位标本或模型　①胸膜：肺表层与肺融为一体的是脏胸膜，壁胸膜按位置分为胸膜顶、肋胸膜、膈胸膜和纵隔胸膜。②胸膜腔：肺的周围，脏胸膜与壁胸膜之间的间隙。在标本上，脏、壁胸膜之间可能相贴，也可能分开。正常人体二者之间相贴（潜在性间隙），之间有极少量的浆液。其他特点还包括左右各一、互不相通、完全封闭等。③胸膜隐窝：观察肋膈隐窝的位置、形态、与肺下缘的关系等，观察肋纵隔隐窝的位置、形态、与心切迹的关系等。④观察胸膜顶的位置、形态、与肺尖的关系、体表投影等。⑤观察肺下缘（其在标本上的位置比在活体上要高）和胸膜下界（即肋膈隐窝的底），比较二者的高度差和在胸壁的体表投影。

8. 纵隔标本或模型　①观察纵隔的位置、境界和毗邻关系。②观察纵隔的分部及各部的主要结构。

**【实验报告】**

1. 实验总结

（1）呼吸系统的组成。

（2）喉软骨的形态结构及其连结，以及喉腔的分部和主要结构。在活体上触及甲状软骨、喉结、甲状软骨上切迹、环状软骨、环甲正中韧带。

（3）气管、主支气管的位置和形态结构。

（4）肺的位置和形态结构。

（5）胸膜的分部，以及胸膜腔、胸膜隐窝的位置和形状。

2. 绘图和简答题

（1）绘制气管和主支气管的模式图，并结合所学知识分析气管异物易坠入哪一侧主支气管，为什么？

（2）绘制肺的内侧面观。

（3）绘制胸膜和胸膜腔的模式图，并结合临床分析气胸和胸腔积液时进行胸腔穿刺术的位置。

# 实验七　泌尿系统

## 【实验目的】

（1）在标本上说明泌尿系统的组成。

（2）在标本上说明肾的位置、形态结构、被膜和内部大体结构。

（3）在标本上说明输尿管的位置、分部和生理性狭窄的部位。

（4）在标本上说明膀胱的位置和形态结构，以及膀胱内面观的形态结构。

（5）在标本上说明女性尿道的位置和毗邻关系。

## 【实验材料】

1. 标本

（1）完整肾游离标本。

（2）肾冠状切开标本。

（3）膀胱游离标本。

（4）泌尿器官联合标本。

（5）盆腔脏器原位标本。

（6）盆部正中矢状切开标本。

（7）新鲜猪肾标本。

2. 模型

（1）完整肾模型。

（2）肾冠状切开模型。

（3）膀胱模型。

（4）泌尿系统组成模型。

（5）头颈躯干模型（腹腔、盆腔脏器可拆装）。

（6）盆腔脏器模型。

（7）盆部正中矢状切开模型。

3. 3D数字人　泌尿系统3D数字图片及相关视频。

## 【实验内容和方法】

（一）教师串讲

（1）复习泌尿系统的组成和功能。

（2）复习肾的剖面结构。

（二）泌尿系统实习

1. 泌尿系统组成标本或模型　观察泌尿系统的组成。

2. 完整肾、肾冠状切开标本或模型　①肾的形态：蚕豆形，区分出两面、两缘、两端。②肾门：位于肾内侧缘中部的凹陷，是肾动脉、肾静脉、肾盂、神经及淋巴管等出入肾的部位。出入肾门的诸结构被结缔组织包裹，被称为肾蒂。③内部结构：表层的薄

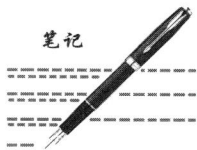

膜为肾纤维囊，中央的肾盏、肾盂、血管和脂肪所在区域为肾窦，二者之间的均质结构为肾实质。肾实质的浅层颜色较深，为肾皮质；深层颜色较浅，为肾髓质。区分出肾锥体和肾柱。④观察肾乳头和肾小盏的形态及二者之间的连接关系，观察肾小盏、肾大盏、肾盂和输尿管的连接关系。⑤若有肾血管，区分肾动脉与肾静脉。

3. 输尿管和膀胱相连标本或模型　①输尿管：观察其起止点、分段和生理性狭窄部位。②膀胱：观察形态、分部及其与输尿管和尿道的连接关系。③把膀胱切开标本翻开使之内面朝外，观察左、右输尿管口、尿道内口及三者围成的三角形区域——膀胱三角（注意此处黏膜与其他部位黏膜在形状和移动度等方面的区别）。④对着灯光，观察左、右输尿管口之间的条状黏膜隆起，即输尿管间襞。

4. 女性盆腔正中矢状切开标本或模型　①膀胱的位置：位于盆腔前部、耻骨联合后方。男性膀胱后面邻精囊腺、输精管、直肠等，女性膀胱后面邻子宫、阴道等。②膀胱的形态：空虚的膀胱在正中矢状切面上呈三角形，注意区分膀胱的四部分、膀胱壁、膀胱腔等。③女性尿道：观察起止、位置和毗邻关系。④输尿管盆部：位于盆腔侧壁，下端连膀胱。

5. 腹腔后位器官标本或模型　①肾的位置：位于腹腔后壁上部、脊柱两侧、腹后壁腹膜与腹后壁之间（腹膜后间隙）。肾后面上部隔着膈肌与肋膈隐窝相邻。②肾被膜：自外向内依次为肾筋膜、脂肪囊和纤维膜，纤维膜紧贴肾实质。③输尿管腹部：位于腹腔后壁腰大肌前面，上端接肾盂，下端越骨盆上口延续为输尿管盆部。

6. 利用盆部与会阴标本观察尿道外口　男性的尿道外口位于阴茎头末端，呈纵裂状。女性的尿道外口位于会阴的阴道前庭、阴道口前方，呈圆形。

## 【实验报告】

1. 实验总结
（1）泌尿系统的组成。
（2）肾的位置、形态结构、被膜和内部大体结构。
（3）输尿管的位置、分部和生理性狭窄的部位。
（4）膀胱内面观的形态结构。
（5）女性尿道的位置、特点和毗邻关系。

2. 绘图　绘制肾的冠状切面观（前部的后面观）。

3. 简答题
（1）简述终尿的产生部位和排出途径。
（2）会阴的致病菌可逆行感染，造成肾盂肾炎。简述细菌的感染过程。

# 实验八　男性生殖系统

## 【实验目的】

（1）在标本或模型上说明男性生殖系统的组成。
（2）在标本上描述睾丸、附睾的位置和形态结构。
（3）在标本上指出输精管的分部和结扎部位，以及精索的位置和形态结构。

（4）在标本或模型上指出前列腺与精囊腺的位置、形态结构和毗邻关系。

（5）在标本上指出阴茎的形态结构。

（6）在标本上指出阴囊的形态结构和内容物。

（7）在标本或模型上指出男性尿道的分部、狭窄部位和生理性弯曲。

## 【实验材料】

1. 标本
（1）男性生殖系统组成标本。
（2）男性盆腔正中矢状切开标本。
（3）男性内生殖器游离标本。

2. 模型
（1）男性生殖系统组成模型。
（2）男性盆腔正中矢状切开模型。
（3）男性内生殖器模型。

3. 3D 数字人　男性生殖系统 3D 数字图片及相关视频。

## 【实验内容和方法】

（一）教师串讲

复习男性生殖系统（尤其是重要器官）的位置和形态结构。

（二）男性生殖系统实习

1. 男性生殖系统组成标本和模型　观察男性生殖系统的组成。

2. 男性生殖系统游离标本和模型　①观察睾丸的位置和形态结构。在睾丸剖面观标本上注意观察睾丸白膜的厚度和韧性，以及睾丸小叶和精曲小管等。②观察附睾的形态结构及其与睾丸的毗邻关系。③观察精索的位置和形态结构。④观察输精管的分段和形态结构。⑤观察精囊腺的位置和形态结构。⑥观察前列腺的位置和形态结构。⑦观察阴茎的形态和结构。⑧观察阴囊的形态结构和内容物。⑨观察广义会阴的位置、分区及其结构。⑩观察狭义会阴的位置，触及其深部的会阴中腱。

3. 男性盆腔正中矢状切开标本和模型　①观察阴茎的位置、形态结构和尿道海绵体部。②观察睾丸和附睾的位置、形态及其周围的鞘膜腔。③观察精囊腺和输精管盆部的位置、形态结构。④观察前列腺的位置、毗邻关系和尿道前列腺部。⑤观察男性尿道的位置、生理性狭窄和弯曲。

## 【实验报告】

1. 实验总结
（1）男性生殖系统的组成。
（2）睾丸的位置和形态结构。
（3）输精管的分部和结扎部位，以及精索的位置和形态结构。
（4）男性尿道的分部、狭窄部位和生理性弯曲。

2. 绘图　绘制男性盆腔正中矢状切面观。

3. 简答题　简述精子的产生部位和排出途径。

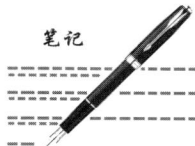

# 实验九　女性生殖系统

## 【实验目的】

（1）在标本上指出卵巢的位置、形态结构和所连的韧带。
（2）在标本上指出输卵管的位置和形态结构。
（3）在标本上指出子宫的位置、形态结构和固定装置。
（4）在标本上指出阴道的位置、形态结构和毗邻关系。
（5）在标本或模型上指出女阴的形态结构。
（6）在标本或模型上指出女性乳房的位置和形态结构。
（7）在标本或模型上指出女性会阴的位置、分区及其主要结构。

## 【实验材料】

1. 标本
（1）女性生殖系统组成标本。
（2）女性盆腔正中矢状切开标本。
（3）女性内生殖器游离标本。
（4）女性乳房标本。

2. 模型
（1）女性生殖系统组成模型。
（2）女性盆腔正中矢状切开模型。
（3）女性内生殖器模型。
（4）女性乳房模型。

3. 3D 数字人　女性生殖系统 3D 数字图片及相关视频。

## 【实验内容和方法】

（一）教师串讲

复习女性生殖系统器官（尤其是重要器官）的位置和形态结构。

（二）女性生殖器官实习

1. 女性生殖系统标本和模型　观察女性生殖系统的器官。

2. 女性内生殖器游离标本和模型　①观察卵巢的形态结构：卵巢为椭圆形实质性器官，没排过卵的卵巢表面光滑，排过卵的卵巢表面凹凸不平。②观察输卵管的分部及其形态特点：输卵管伞呈花瓣状，中央的孔是输卵管腹腔口；输卵管壶腹较长、较粗而褶皱；输卵管峡较细、较短。③观察子宫的形态：倒置的梨形，自上而下分为子宫底、子宫体、子宫颈。子宫所连的结构：子宫角与输卵管、子宫圆韧带和卵巢固有韧带及卵巢相连，下端与阴道相连。④观察阴道的形态结构：壁薄、腔大的管状，且前后壁相贴；上端与子宫颈阴道部之间的间隙称阴道穹，阴道后穹最深。⑤观察女阴的位置、主要结构及其排列关系。⑥观察阴道前庭的位置和形态结构。⑦观察广义会阴的位置、分区及其结构。⑧观察狭义会阴的位置，触及其深部的会阴中心腱。

3. 女性盆腔正中矢状切开标本和模型　①观察子宫：位置——盆腔中央，前邻膀胱，后邻直肠；姿势——是否为前倾前屈位；形态结构——壁厚腔小，区分子宫腔、子宫颈管和子宫口；子宫侧缘与盆腔侧壁之间的子宫阔韧带。②观察卵巢的位置、形态和韧带。③观察输卵管的位置和形态结构。④观察阴道的位置、毗邻关系和形态结构。⑤观察女性尿道的位置、形态结构和毗邻关系。⑥观察女阴的主要结构。

## 【实验报告】

1. 实验总结
（1）卵巢的位置和所连的韧带。
（2）输卵管的位置和形态结构。
（3）子宫的位置、形态结构和固定装置。
2. 绘图　绘制女性盆腔正中矢状切面观。
3. 简答题　列表比较男性与女性的内、外生殖器及其对应关系。

# 实验十　腹　膜

## 【实验目的】

（1）在标本上指出腹膜的位置和分部，以及腹膜腔的位置和特点。
（2）在标本上指出小网膜、大网膜的位置和形态结构。
（3）在标本上指出小肠系膜、乙状结肠系膜、横结肠系膜和阑尾系膜的位置和形态结构。
（4）在标本上指出男性和女性盆腔的腹膜陷凹。

## 【实验材料】

1. 标本
（1）腹膜及腹膜结构标本。
（2）腹腔正中矢状切开标本。
（3）腹腔脏器原位标本。
2. 模型
（1）腹膜及腹膜结构模型。
（2）腹腔正中矢状切开模型。
（3）腹腔脏器模型（可拆装）。
3. 3D 数字人　腹膜 3D 数字图片及相关视频。

## 【实验内容和方法】

（一）教师串讲
复习腹膜的重要内容。

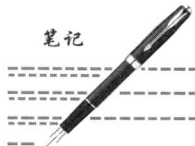

（二）腹膜实习

1. 腹腔脏器原位标本或模型（腹前壁打开）　①观察腹膜的分布和分部。腹膜分布于腹腔和盆腔，分为脏腹膜和壁腹膜。脏腹膜与壁腹膜之间的间隙为腹膜腔，后者为潜在性间隙。②观察小网膜的位置、形态和分部，以及大网膜的位置和形态结构。③观察小肠系膜、横结肠系膜、乙状结肠系膜、阑尾系膜的位置和形态结构。④观察肝镰状韧带、肝圆韧带、脾胃韧带等的位置和形态结构。⑤观察男性的直肠膀胱陷凹、女性的直肠子宫陷凹和膀胱子宫陷凹。⑥观察肝肾隐窝。其是位于右肾上端和肝右叶后面的腹膜凹窝，是平卧位腹膜腔的最低处。

2. 腹腔正中矢状切开标本或模型　①观察腹膜的分布和分部，以及腹膜腔的围成和特点。②观察男性的直肠膀胱陷凹、女性的直肠子宫陷凹和膀胱子宫陷凹。③观察腹膜内位器官（如横结肠、空肠、回肠、胃等），可理解为这些器官全部突入腹膜腔；腹膜间位器官如肝、子宫等，可理解为这些器官大部分突入腹膜腔；腹膜外位器官如十二指肠降部和水平部、胰等。④观察大网膜的四层结构以及小肠系膜、横结肠系膜的位置和形态结构。

## 【实验报告】

1. 实验总结
（1）小网膜、大网膜的位置和形态结构。
（2）男性和女性盆腔的腹膜陷凹。
2. 简答题　简述腹膜与腹膜腔的位置和形态结构。

# 实验十一　心

## 【实验目的】

（1）在标本或模型上描述心血管系统的组成。
（2）在模型或挂图上描述血液循环、体循环、肺循环途径和各段血液的性质。
（3）在标本或活体上描述心的位置和体表投影。
（4）在标本或模型上描述心腔的内部结构。
（5）在标本或模型上描述心壁的层次结构，以及房间隔、室间隔的位置和形态结构。
（6）在模型或挂图上描述心传导系的位置和形态结构。
（7）在标本或模型上描述冠状动脉的位置和分支分布，以及心的静脉干。
（8）在标本或模型上描述心包和心包腔的位置、形态结构。

## 【实验材料】

1. 标本
（1）完整心脏游离标本。
（2）示心腔结构的游离标本。
（3）心和心包相连标本。

（4）新鲜猪心标本。

（5）胸腔脏器原位标本（心包腔打开）。

2．模型

（1）人体血液循环电动模型。

（2）完整心脏模型。

（3）心腔结构模型。

（4）心传导系模型。

（5）人体躯干模型（胸腔脏器可拆装）。

3．器械

（1）听诊器。

（2）X线阅片器。

4．3D数字人　心血管系统3D数字图片及相关视频。

## 【实验内容和方法】

（一）教师串讲

（1）复习心血管系统的组成及其功能。

（2）复习血液循环、体循环、肺循环的途径以及各段的血液性质和功能。

（3）复习心与心包的位置和形态结构。

（二）心血管系统实习

1．完整心脏标本或模型　①观察心脏形态，区分"一尖、一底、两面、三缘和四沟"。②观察冠状沟，其为心右上后部的心房与左前下方的心室之间的浅沟，被血管和脂肪所填充；肺动脉干根部的两侧、冠状沟的前部可见右冠状动脉和旋支起始段；沟的后部可见右冠状动脉和冠状窦等。③心前面的前室间沟和后面的后室间沟两侧分别是左、右心室。前室间沟有前室间支及伴行的心大静脉，后室间沟有后室间支及伴行的心小静脉。④心右缘大致呈垂直位，由右心房构成；心左缘斜行，由左心耳和左心室构成；心下缘大致呈水平位。⑤心尖呈钝圆形突出，由左心室构成。⑥心底由左、右心房构成，连有许多回心房的静脉。⑦与左心室相连、被涂成红色的粗血管为主动脉；与右心室相连、被涂成蓝色的粗血管为肺动脉干。

2．心腔打开的标本或模型　①观察右心房的3个入口及其所连的静脉（上、下腔静脉和冠状窦）、右房室口（通右心室）、右心耳及其内面的梳状肌、后内侧壁（房间隔右侧面）中部的卵圆窝。②观察右心室：右房室口及其三尖瓣，肺动脉口及其肺动脉瓣，室腔内的乳头肌、腱索、动脉圆锥等结构。③观察左心房：4个入口及其所连的肺静脉、左房室口（通左心室）、左心耳。④观察左心室：左房室口及其二尖瓣，主动脉口及其主动脉瓣，室腔内的乳头肌、腱索等结构。⑤观察室间隔：位置、分部和薄弱部。拇指与示指、中指分别伸入两侧心室，捏压室间隔，感觉其厚度和室间隔膜部。⑥观察心壁切面，区分心外膜、心内膜和心肌层。比较心房壁与心室壁、左心室壁与右心室壁的厚度差异。

3．心传导系模型或挂图　①观察心传导系的组成。②观察窦房结的位置和形态。③观察房室结的位置和形态，以及房室结与窦房结之间的结间束。④观察房室束的位置和分支。⑤观察左、右束支的走行和分支分布。

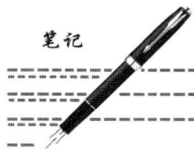

4. 心和心包相连的标本或挂图　①位置：心包包裹于心及出入心的大血管根部周围。②外层厚而坚韧，为纤维心包；浆膜心包分 2 层，其壁层衬贴于纤维心包内表面，脏层覆盖在心及其大血管根部表面；脏、壁两层之间的潜在性间隙为心包腔。（请思考："心位于心包腔内"的表述对吗?）。③左心房与心包之间、开口向下的间隙为心包斜窦，升主动脉和肺动脉干后面的间隙为心包横窦，心下缘与心包之间的间隙为心包前下窦。

5. 人体血液循环电动模型和血液循环模式图　①观察心血管系统的组成及其主要功能。②观察血液循环途径，注意体循环和肺循环途径及各段的血液性质。用红色表示的血管输送动脉血，用蓝色表示的血管输送静脉血。体循环毛细血管网的一半涂成红色，被称为毛细血管动脉端；涂成蓝色的另一半被称为毛细血管静脉端。

6. 活体观察　①用耳或听诊器在胸前壁左侧辨听心音。②在心尖体表投影点触及心尖搏动并辨听心音。③在桡骨下端前方触及动脉搏动，体会脉搏与心音的同步关系。

7. 成人胸部正位 X 线片观察　取胸部正位 X 线片，用 X 线阅片器或对着室外光线观察。X 线片两侧深色不透光的区域为肺野，为肺的投影；中间浅色透光的区域为纵隔器官的投影。注意观察心脏的锥形投影。

## 【实验报告】

1. 实验总结
（1）心血管系统的组成。
（2）血液循环、体循环、肺循环途径和各段血液的性质。
（3）心的位置和体表投影。
（4）心腔的内部结构。
（5）心壁的层次结构，以及房间隔、室间隔的位置和形态结构。

2. 绘图
（1）绘制心的形态（前面观）。
（2）绘制血液循环途径模式图（将输送动脉血的血管涂成红色，将输送静脉血的血管涂成蓝色）。

# 实验十二　动　脉

## 【实验目的】

（1）在标本或模型上描述肺动脉干的位置和分支分布。
（2）在标本或模型上描述主动脉的起止、走行和分部，以及主动脉弓的位置和分支。
（3）在标本或模型上描述颈总动脉与颈外动脉的起止、走行和主要分支分布。
（4）在标本或模型上描述上肢各部分动脉主干的走行和主要分支分布。
（5）在标本或模型上描述胸部动脉主干的走行和主要分支分布。
（6）在标本或模型上描述腹部动脉主干的走行和主要分支分布。
（7）在标本或模型上描述盆部动脉主干的走行和主要分支分布。
（8）在标本或模型上描述下肢各部分动脉主干的走行和主要分支分布。

（9）在活体上触及以下动脉的搏动——面动脉、颞浅动脉、颈动脉、锁骨下动脉、肱动脉、桡动脉、股动脉、足背动脉等。

## 【实验材料】

1. 标本
（1）头颈部血管神经标本。
（2）上肢血管神经标本。
（3）下肢血管神经标本。
（4）胸腹腔后壁血管神经标本。
（5）盆腔血管神经标本。
（6）人体动脉铸型标本。
（7）上肢和下肢动脉铸型标本。

2. 模型
（1）头颈部血管神经模型。
（2）胸腹腔后壁血管神经模型。
（3）盆腔血管神经模型。
（4）头颈和躯干解剖学模型。
（5）心脏模型（连大血管）。

3. 器械
（1）血压计（水银式）。
（2）听诊器。

4. 3D 数字人　心血管系统 3D 数字图片及相关视频。

## 【实验内容和方法】

（一）教师串讲

（1）复习体循环动脉的分布特点。

（2）复习人体各部（头颈部、胸部、腹部、盆部、四肢）动脉干的重要位置和分支。

（3）复习测脉搏、量血压时常用的动脉。

（二）动脉实习

1. 上肢血管神经标本　①观察腋动脉的位置（腋腔）及主要分支。②观察肱动脉的位置：肱二头肌内侧沟，其上段发出肱深动脉，下端的分支为尺动脉和桡动脉。重点是位于肱二头肌腱内上方的肱动脉。③观察前臂掌面内侧的尺动脉和桡侧的桡动脉。④观察手掌指屈肌腱浅面的掌浅弓和深面的掌深弓。掌浅弓发出指掌侧总动脉。⑤观察手指侧缘处发自指掌侧总动脉的下行的指掌侧固有动脉。

2. 下肢血管神经标本　①观察股动脉的位置（股三角）及主要分支（股深动脉）。②观察腘动脉的位置（腘窝）及腘动脉下端的分支（胫前动脉和胫后动脉）。③观察胫前动脉：其走行于小腿肌前群内，经踝关节前面至足背。④观察胫后动脉：其走行于小腿三头肌深面、跟腱内侧、内踝后下方至足底。⑤观察足背动脉：其由胫前动脉下端移行而来，位于跛长伸肌腱外侧。⑥观察足底内、外侧动脉：其由胫后动脉下端移行而来，

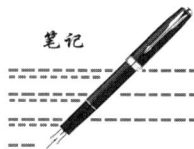

位于足底肌肉之间。

3. 头颈部血管神经标本或模型　①颈总动脉：左、右两侧发自部位不同；注意该动脉的位置，尤其是其行经第 6 颈椎横突前结节（颈动脉结节）前方；该动脉上端分为颈内动脉和颈外动脉。②颈外动脉：发自颈总动脉，经颈动脉三角和下颌支内面，上端分为颞浅动脉和上颌动脉。③颞浅动脉：发自颈外动脉，经颧弓表面上行，经颞窝至颅顶。④面动脉：发自颈外动脉，经下颌下三角并越过下颌底至面部，经口角和鼻翼外侧至内眦，延续为内眦动脉。⑤颈外动脉的其他分支：舌动脉、甲状腺上动脉、上颌动脉等。

4. 胸腔血管神经标本或模型　①胸主动脉：位于胸腔后壁、胸椎椎体前面，由主动脉弓延续而来，经膈肌主动脉裂孔至腹腔，易名为腹主动脉。②肋间后动脉：发自胸主动脉后壁，与肋间后静脉和肋间神经一起走行于相应的肋间隙。③胸主动脉脏支：有食管支、支气管动脉、心包支等。④主动脉弓：位于心脏上方，接升主动脉，延续为胸主动脉。凸向上的缘发出三大分支，自左向右依次为左锁骨下动脉、左颈总动脉和头臂干。头臂干上行，末端分为右颈总动脉和右锁骨下动脉。

5. 腹腔血管神经标本或模型　①腹主动脉：位于腹腔后壁、下腔静脉左侧，下端分为左、右髂总动脉。②腹腔干：于膈肌主动脉裂孔下方发自腹主动脉，较粗短，分支有脾动脉、肝总动脉、胃左动脉等。③肠系膜上动脉：于腹腔干下方发自腹主动脉，经腹腔后壁进入小肠系膜，主要分支有空肠动脉、回肠动脉、回结肠动脉、右结肠动脉等。透过灯光观察小肠系膜内的动脉弓和直血管。④肠系膜下动脉：发自腹主动脉，主要分支有左结肠动脉、乙状结肠动脉和直肠上动脉等。⑤腰动脉：左右对称，发自腹主动脉，共 4 对，向两侧横行进入腹腔后壁。

6. 盆腔血管神经标本或模型　①髂总动脉：于腹腔后壁下部发自腹主动脉下端，斜向外下方走行，至骶髂关节前面分为髂外动脉和髂内动脉。②髂外动脉：发自髂总动脉，沿大骨盆侧壁前行，经腹股沟韧带深面至股三角，移行为股动脉。髂外动脉于腹股沟韧带上方向腹壁发出分支——腹壁下动脉。③髂内动脉：发自髂总动脉，沿骨盆腔侧壁行向前下方，分支分布于盆腔脏器和盆壁。脏支主要有膀胱动脉、直肠下动脉、子宫动脉等，壁支主要有阴部内动脉、臀上动脉、臀下动脉、闭孔动脉等。④子宫动脉：发自髂内动脉，行向内至子宫颈，沿子宫两侧缘上行。在子宫颈外侧 2 cm，子宫动脉与后下方的输尿管相交叉。

7. 在活体上触及动脉搏动　在自身和同学身上定位常用于测脉搏的部位并触及动脉搏动。

（1）头部。①颞浅动脉搏动点和压迫止血点：用示指或中指的指腹于同侧耳屏前上方触及颞浅动脉搏动。在此部向内将颞浅动脉压迫至颧弓根部，可达到压迫止血的目的。②面动脉搏动点和压迫止血点：于下颌角前方一横指或咬肌前缘与下颌骨下缘交点处触及面动脉搏动。测同侧面动脉搏动时用拇指指腹，测对侧面动脉搏动时用示指或中指的指腹。在此部位向内、向上将面动脉压迫至下颌骨，可达到压迫止血的目的。

（2）颈部颈动脉搏动点。于喉结外上方触及颈动脉（颈总动脉末段和颈内动脉、颈外动脉起始部）搏动。测同侧颈动脉搏动时用拇指指腹，测对侧颈动脉搏动时用示指或中指的指腹。

（3）上肢。①肱动脉搏动点：于肘窝肱二头肌腱内上方触及肱动脉搏动。②桡动脉搏动点：于桡骨下端的前方触及桡动脉搏动。自己用示指和中指的指腹测对侧桡动脉搏动。

（4）下肢。①股动脉搏动点：于腹股沟或腹股沟韧带中点下方触及股动脉搏动。用示指或中指指腹测同侧股动脉搏动更方便。②足背动脉搏动点：于足背近侧踇长伸肌腱的外侧触及足背动脉的搏动。用示指或中指的指腹测足背动脉搏动更方便。

临床上不常用，但于活体可触及的动脉搏动点如下。

上肢：①腋动脉搏动点：于腋窝外侧壁触及腋动脉搏动。测自己的腋动脉搏动时，用拇指指腹；测同学的腋动脉搏动时，用示指和中指的指腹。②肱动脉搏动点：于肱二头肌内侧缘触及肱动脉的搏动。临床上，在臂部中段的内侧，向外向后将肱动脉压迫至肱骨，可达到压迫止血的目的。③尺动脉搏动点：于尺骨下端的前方触及尺动脉的搏动。手部严重出血时，用双手拇指同时压迫尺动脉搏动点和桡动脉搏动点，可达到压迫止血的目的。④桡动脉搏动点：于鼻烟窝的深部触及桡动脉的搏动。

下肢：①腘动脉搏动点：于腘窝深部触及腘动脉搏动。②胫后动脉搏动点：于内踝后下方触及胫后动脉搏动。

颈部：①锁骨下动脉搏动点：于锁骨上三角（锁骨上大窝）深部触及锁骨下动脉搏动。用示指或中指的指腹测对侧锁骨下动脉搏动更方便。临床上，可在此处将锁骨下动脉压迫至其深部的第一肋，达到压迫止血的目的。两个同学合作，先触及桡动脉搏动，然后将锁骨下动脉压至深部的第一肋，若同侧桡动脉搏动消失，说明压迫有效。②颈总动脉搏动点：于环状软骨两侧与胸锁乳突肌前缘之间的深部触及颈总动脉搏动。用示指或中指的指尖测对侧颈总动脉搏动更方便。临床上，可在此处将颈总动脉压迫至其深部的颈动脉结节，达到压迫止血的目的。两个同学合作，先触及面动脉或颞浅动脉搏动，然后将颈总动脉压迫至颈动脉结节，若同侧的面动脉或颞浅动脉搏动消失，说明压迫有效。

## 【实验报告】

1. 实验总结
（1）主动脉的起止、走行和分部，以及主动脉弓的位置和分支。
（2）颈总动脉与颈外动脉的起止、走行和主要分支分布。
（3）腹部动脉主干的走行和主要分支分布。

2. 绘图
（1）绘制上肢动脉干。
（2）绘制下肢动脉干。

3. 简答题　描述由左半心腔脱落的栓子堵塞肾动脉的途径。

# 实验十三　静　脉

## 【实验目的】

（1）在标本或模型上描述上腔静脉、头臂静脉的位置和主要属支。

（2）在标本或模型上描述头静脉、贵要静脉、肘正中静脉、颈外静脉、面静脉的走行。

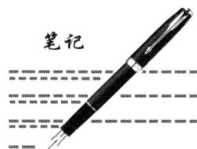

（3）在标本或模型上描述颈内静脉、上肢深静脉、奇静脉的走行和主要属支。

（4）在标本或模型上描述下腔静脉、髂总静脉、髂外静脉的走行和主要属支。

（5）在标本或模型上描述大隐静脉、小隐静脉、股静脉的走行。

（6）在标本或模型上描述肝门静脉的走行、主要属支和门–腔静脉的吻合部位。

## 【实验材料】

1. 标本

（1）全身浅静脉标本。

（2）头颈部静脉标本。

（3）胸腔血管、胸导管标本。

（4）腹腔血管、脾标本。

（5）肝门静脉系标本。

2. 模型

（1）全身浅静脉模型。

（2）肝门静脉系模型。

（3）头颈部静脉模型。

（4）胸腔血管模型。

（5）腹腔血管、脾模型。

3. 教具　止血带或压脉器。

4. 3D 数字人　心血管系统 3D 数字图片及相关视频。

## 【实验内容和方法】

（一）教师串讲

（1）复习体循环的静脉分布和结构特点。

（2）复习人体各部深静脉干和颈部、上肢、下肢浅静脉干的重要位置及属支。

（3）复习静脉穿刺和静脉切开的常用静脉。

（二）静脉实习

1. 上肢静脉标本或模型

（1）浅静脉。①手背静脉网：由手背浅静脉相互连接形成。注意在腕部背面的头静脉和贵要静脉。②头静脉：起自手背静脉网桡侧，经腕部外侧缘，沿前臂和臂部桡侧前面上行，经三角肌胸大肌间沟注入腋静脉或锁骨下静脉。③贵要静脉：起自手背静脉网尺侧，经腕部背面或内侧缘，沿前臂和臂部尺侧前面上行至臂部中段，穿深筋膜注入肱静脉或腋静脉。④肘正中静脉：位于肘窝皮下，连通头静脉和贵要静脉。

（2）深静脉。两条桡静脉或尺静脉与桡动脉或尺动脉相贴伴行，故被称为动脉的并行静脉或伴行静脉。

2. 下肢静脉标本或模型

（1）浅静脉。①足背静脉网：由足背浅静脉相互连接形成，其中一条呈弓形的静脉干较粗，又称足背静脉弓。注意足背静脉弓的两端在内踝前方和外踝后方分别形成的大隐静脉和小隐静脉。②大隐静脉：起自足背静脉弓的内侧，经内踝前方，沿小腿和大腿前内侧上行至股三角，然后注入股静脉。大隐静脉末段在股三角一般接受 5 条较粗的属支。③小隐静脉：起自足背静脉弓外侧，经外踝后方，沿小腿后面中线上行至腘窝，穿深筋膜注入腘静脉。

（2）深静脉。①两条胫前静脉或胫后静脉与同名动脉相贴伴行。②股静脉：在股三角处，位于股动脉内侧，上行穿腹股沟韧带深面，延续为髂外静脉。

3. 头颈部静脉标本或模型

（1）面静脉。伴行于面动脉的后方，下行至下颌下三角处，然后注入颈内静脉。

（2）颈外静脉。在耳垂下方，由下颌后静脉后支、枕静脉和耳后静脉汇合而成，沿胸锁乳突肌表面的浅筋膜下行，至锁骨上方注入锁骨下静脉。

（3）颈内静脉。在胸锁乳突肌深面，与颈内动脉、颈总动脉和迷走神经相伴行。颈内静脉上端于颈静脉孔处由乙状窦延续而来，下端于胸锁关节后方与锁骨下静脉汇合形成头臂静脉。

（4）锁骨下静脉。位于颈根部锁骨上三角（锁骨上大窝），由腋静脉延续而来，与颈内静脉汇合形成头臂静脉。注意观察它与伴行的锁骨下动脉之间被前斜角肌隔开，以及它与胸膜顶和肺尖的位置关系。

4. 胸腔血管标本或模型

（1）头臂静脉和上腔静脉。每侧的头臂静脉由同侧的颈内静脉和锁骨下静脉汇合而成。颈内静脉与锁骨下静脉交汇处的夹角被称为静脉角。左、右头臂静脉汇合形成上腔静脉，后者穿心包并注入右心房。

（2）奇静脉。位于胸腔后壁、胸椎椎体的右侧，上段呈弓形绕右肺根的上方，末端注入上腔静脉。位于胸椎椎体的左侧、与奇静脉相平行的静脉干分别是半奇静脉和副半奇静脉。

（3）胸导管。位于胸腔后壁、胸椎椎体的前面。下端位于膈肌主动脉裂孔下方，由左、右腰干和肠干汇合而成。上端至左颈根部，注入左静脉角。

5. 腹腔血管、脾标本或模型

（1）下腔静脉。位于腹腔后壁的正中、腹主动脉的右侧。其下端由左、右髂总静脉汇合而成，上段穿膈肌的腔静脉孔至胸腔，注入右心房。下腔静脉的属支主要有左肾静脉、右肾静脉、右睾丸静脉、肝静脉等。

（2）肝门静脉系。肝门静脉一般由脾静脉和肠系膜上静脉汇合而成，上行至肝门入肝。肝门静脉的主要属支有脾静脉、肠系膜上静脉、肠系膜下静脉、胃左静脉、胃右静脉、胆囊静脉等。

（3）脾。于左季肋区找到脾。其外侧面隆凸，邻膈肌；内侧面稍凹陷，邻胃底。观察脾门、脾切迹等。

6. 活体浅静脉干的观察

（1）颈外静脉。同学之间协作观察。一位同学用拇指和示指捏住两侧鼻翼，用力憋气，其他同学观察其颈部两侧、胸锁乳突肌表面、隆起于皮下的颈外静脉。

（2）手背和前臂下部的浅静脉干。用力将止血带系于前臂上部，同侧手握拳。观察手背皮下的浅静脉、腕部外侧缘的头静脉、前臂背面下部的贵要静脉。

（3）肘部前面的浅静脉干。用力将止血带系于臂中部，同侧手握拳。观察肘窝皮下的肘正中静脉，以及与其两端相连的头静脉和贵要静脉。

（4）足背和小腿下部的浅静脉干。用力将止血带系于小腿中部，观察足背皮下的浅静脉，尤其是足背静脉弓、内踝前方的大隐静脉和外踝后方的小隐静脉。

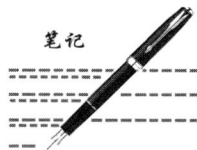

（5）观察大隐静脉。于盛夏、沐浴时或睡觉前，于腹股沟中点内下方 5 cm 用拇指或止血带压迫大隐静脉，在小腿内侧和大腿前内侧观察隆起的大隐静脉。

（6）观察头皮静脉。遇机会观察婴幼儿额部皮下的浅静脉。

## 【实验报告】

1. 实验总结
（1）头静脉、贵要静脉、肘正中静脉、颈外静脉、面静脉的走行。
（2）大隐静脉、小隐静脉、股静脉的走行。
（3）肝门静脉的走行、主要属支和门-腔静脉的吻合部位。
2. 绘图
（1）绘制上肢前面的浅静脉干。
（2）绘制下肢前面的浅静脉干。
（3）绘制肝门静脉系的模式图。
3. 简答题
（1）试述"危险三角"的位置和其具有危险性的解剖学基础。
（2）简述从手背桡侧浅静脉输注的抗生素沿什么途径到达发炎的阑尾。

# 实验十四　淋巴系统

## 【实验目的】

（1）在标本或模型上描述淋巴管道的分类和特点。
（2）在标本或模型上描述重要淋巴结群的位置和收集范围。
（3）在标本或模型上描述脾的位置和形态结构。
（4）在活体上触及或确定重要浅表淋巴结的位置。

## 【实验材料】

1. 标本
（1）全身浅静脉标本。
（2）胸腔血管、胸导管标本。
（3）腹腔血管、脾标本。
2. 模型
（1）全身浅静脉模型。
（2）人体浅淋巴管和淋巴结模型。
（3）脾模型。
3. 3D 数字人　淋巴系统 3D 数字图片及相关视频。

## 【实验内容和方法】

（一）教师串讲
（1）复习淋巴管道的分类和特点。

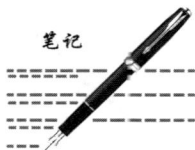

（2）复习淋巴结的分布特点，以及人体重要淋巴结群的位置和收集范围。

（3）复习脾的位置和形态结构。

（二）在活体上触摸浅表淋巴结

1. 下颌下淋巴结　站在同学面前，嘱其稍低头并放松。用左手掌扶其头顶，右手第2~5指指腹触诊其左侧下颌下三角内的淋巴结。两手交换，触诊其右侧下颌下淋巴结。

2. 颈外侧浅淋巴结　用第2~5指指腹触诊自身对侧颈侧面的胸锁乳突肌表面，寻找沿颈外静脉排列的颈外侧浅淋巴结。

3. 锁骨上淋巴结　用中指和示指指腹触诊自身对侧锁骨上大窝深处的淋巴结。站在同学背后，用两手第2~4指指腹分别触诊其同侧锁骨上大窝深处的淋巴结。

4. 腹股沟浅淋巴结　用中指和示指指腹触诊自身同侧腹股沟稍下方深处的淋巴结。

## 【实验报告】

1. 实验总结

（1）淋巴管道的分类和特点。

（2）重要淋巴结群的位置和收集范围。

2. 简答题　简述腋窝淋巴结群的分组。

# 实验十五　感觉器

## 【实验目的】

（1）在标本或模型上描述眼球壁各层的位置和形态结构。

（2）在标本或模型上描述眼球内容物的位置和形态结构。

（3）在标本或模型上描述泪器的位置和形态结构。

（4）在标本或模型上描述眼外肌的位置和形态结构。

（5）在活体上描述眼睑、结膜的位置和形态结构。

（6）在活体上描述耳郭、外耳道的位置和形态结构。

（7）在标本或模型上描述鼓膜、中耳的位置和形态结构。

（8）在标本或模型上描述内耳的位置和形态结构，并指出听觉感受器和位置觉感受器的位置。

## 【实验材料】

1. 标本

（1）眼球游离标本。

（2）眼球原位标本。

（3）眼球和眼外肌标本。

（4）中耳和内耳标本。

（5）听小骨标本。

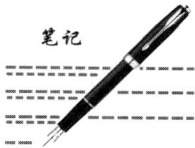

2. 模型

（1）眼球模型（可拆装）。

（2）眼球和眼外肌模型。

（3）前庭蜗器模型。

（4）内耳模型（可拆装）。

（5）听小骨模型。

3. 器械

（1）检眼镜。

（2）手电筒。

（3）音叉（成套）。

（4）额镜。

4. 3D 数字人 感觉器官 3D 数字图片及相关视频。

## 【实验内容和方法】

（一）教师串讲

（1）复习眼球、眼副器的位置和形态结构。

（2）复习外耳、中耳、内耳的位置和形态结构。

（二）视器实习

1. 眼球游离标本或模型 先观察眼球整体观：眼球近似球形，无色透明的部分为角膜，白色部分为巩膜，后端有视神经相连。在水平切开的眼球标本或拆开的眼球模型上观察眼球壁的层次和眼球内容物的组成（注意虹膜的位置、颜色和形态结构）。最后观察晶状体的位置和形态结构，并指出虹膜前、后的眼前房、眼后房、前房角等结构。

2. 眼球原位标本或模型 观察眼球在眶内的位置。注意观察眼球后端所连的视神经，以及眼球周围的眼外肌和眶脂体等结构。

3. 眼球和眼外肌标本或模型 先确定眼球和视神经的方位，然后观察眼外肌的位置和形态结构。

4. 活体观察

（1）眼睑。观察上睑、下睑、睑裂、内眦、外眦、睑缘、睫毛等。

（2）"黑眼珠"。其黑色来自虹膜，实际颜色为深棕色。虹膜中央的圆孔为瞳孔。虹膜前方透明的薄膜为角膜。

（3）"白眼珠"。其白色来自巩膜，其表面富有小血管的薄膜为球结膜。

（4）睑结膜。用示指或中指指腹向下轻拉下睑，观察下睑内表面的睑结膜。用洁净的拇指和示指指腹捏起上睑中部，通过滚搓进行翻转，观察上睑内表面的睑结膜。

（5）瞳孔对光反射。同学们分组进行观察。在窗外日光或室内光源下观察被观察者两侧瞳孔的大小和形状。用手电筒光源照射被观察者一侧瞳孔数秒，其他同学同时观察其两侧瞳孔大小的变化。注意区别直接对光反射和间接对光反射。

（6）眼球运动的观察。两个同学相互配合进行。站在或坐在被观察者对面，让其用手轻柔地遮挡一侧眼。观察者伸出示指，让被观察者盯着并跟踪示指向上、下、左、右转动瞳孔。推测运动眼球的眼外肌。

（三）前庭蜗器实习

1. 前庭蜗器整体模型

（1）外耳。观察主要结构和位置关系、外耳道的起止和结构、鼓膜的位置和形状。

（2）中耳。观察组成部分及其位置关系，鼓室的 6 个壁及其毗邻关系，听小骨的位置、组成和连结关系，咽鼓管的位置和形状，以及乳突小房的位置和形状。

（3）内耳。观察其位置，与鼓室、内耳道的位置关系，以及所连的神经。

2. 内耳模型（可拆装）

（1）骨迷路。①内耳外层：一般被涂成白色，表示骨质。②骨半规管：按位置分为前骨半规管、后骨半规管和外骨半规管。注意每个骨半规管一端的膨大部分——骨壶腹。③耳蜗：呈蜗牛壳状，其底部有蜗神经传出。④前庭：位于内耳中部，较膨大。其外侧面可见两个孔，圆形者为蜗窗，椭圆形者为前庭窗。

（2）膜迷路。①位于骨迷路内部，由一些相连通的管道和囊组成。一般被涂成绿色或蓝色。②膜半规管：位于骨壶腹内的膜半规管也膨大，被称为膜壶腹。膜壶腹一侧壁内面连有壶腹嵴，后者与前庭神经相连。③球囊和椭圆囊位于前庭内，其腔面的一侧呈斑状增厚，分别被称为球囊斑和椭圆囊斑，与前庭神经相连。④蜗管位于耳蜗的骨螺旋管内，其横断面呈三角形，其基底膜上的带状突起被称为螺旋器，为听觉感受器，与蜗神经相连。

3. 活体观察

（1）耳郭。同学之间相互合作，观察耳郭的整体形状、外耳门、耳屏、耳垂。

（2）外耳道。同学之间相互合作，观察其整体形状、走行、耵聍（耳屎）。

（3）鼓膜。位于外耳道的底部，一般不容易看到。捏紧鼻子，用力憋气，可感觉到鼓膜的"嗡嗡"声和憋胀感，这是咽部的气体经咽鼓管、鼓室作用于鼓膜的结果。

（4）测声波的骨传导。敲响音叉，将其柄的底部紧贴颅顶或乳突，感觉其振动和声音。

（5）平衡觉刺激。同学们分组进行实验观察。一位同学从背面抱起另一位同学的腰部，原地快速旋转 8~10 圈后放下，观察其反应情况。

【实验报告】

1. 实验总结

（1）眼球壁各层的位置和形态结构。

（2）眼球内容物的位置和形态结构。

（3）眼外肌的位置和形态结构。

（4）内耳的位置和形态结构，并指出听觉感受器和位置觉感受器的位置。

2. 绘图

（1）绘制眼球的水平切面观。

（2）绘制眼房的结构，用箭头标出房水的循环途径。

3. 简答题

（1）外界光线通过眼的哪些结构到达视网膜？

（2）简述声波的正常传导途径。

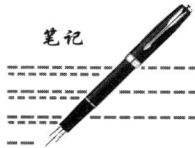

# 实验十六　中枢神经系统

## 【实验目的】

（1）在标本上描述脊髓的位置和形态结构。

（2）在标本或模型上描述脊髓灰质、白质的位置和形态结构。

（3）在标本或模型上描述脑干、第四脑室的位置和形态结构。

（4）在标本或模型上描述小脑的位置和形态结构。

（5）在标本或模型上描述间脑的位置和形态结构。

（6）在标本上描述大脑半球的分叶和各叶的主要沟回。

（7）在标本或模型上描述内囊的位置、分部及其重要的纤维束。

（8）在标本上描述侧脑室的位置、形态结构和交通关系。

## 【实验材料】

1. 标本

（1）脊髓原位标本。

（2）脊髓及其被膜游离标本。

（3）脑整体标本。

（4）脑干游离标本。

（5）小脑游离标本。

（6）大脑半球游离标本。

2. 模型

（1）脊髓和脊柱节段模型

（2）脑整体模型。

（3）脑干放大模型。

（4）脑干神经核电动模型。

（5）小脑放大模型。

（6）脑组成拆分模型。

（7）端脑水平切面游离标本。

3. 3D数字人　中枢神经系统3D数字图片及相关视频。

## 【实验内容和方法】

（一）教师串讲

（1）复习脊髓的位置和形态结构。

（2）复习脑的位置和形态结构。

（3）复习神经系统传导通路。

（二）中枢神经系统实习

1. 脊髓原位标本或模型　在椎管后壁打开、显露脊髓及其被膜的标本或模型。①脊髓的位置：脊髓及其被膜位于椎管的上 2/3。②脊髓两端：脊髓上端与脑相连，二者之间无明显分界线，大约在枕骨大孔平面；脊髓下端游离，约平第 1 腰椎下缘高度。③硬膜外腔：硬脊膜鞘与椎管内壁之间的区域，有些部位较窄，有些部位较宽，被疏松结缔组织、血管、脊神经根所充填。

2. 脊髓游离标本或模型

（1）整体观呈前后稍扁的圆柱状，长约 40 cm。

（2）脊髓上、下段各有一处梭形粗大部分，即颈膨大和腰骶膨大。

（3）腰骶膨大以下，脊髓下端呈圆锥状，称脊髓圆锥，再向下连一细丝。

（4）脊髓侧面连有前、后两排细丝状神经，即脊神经前根和后根。

（5）脊髓下端下方所连的马尾状神经为马尾，由腰神经根、骶神经根、尾神经根等组成。

3. 脑整体标本或模型　脑又俗称大脑，无论是在结构上还是在功能上都是不可分割的整体。为了学习和研究的方便，脑被人为地分为四部分——大脑、小脑、脑干和间脑。脑干的下部与脊髓相连。

4. 脑干游离标本或放大模型

（1）脑干的分部（组成）。自上而下分为延髓、脑桥和中脑三部分。

（2）脑干表面可找到后 10 对脑神经根。

（3）菱形窝。延髓上半和脑桥背面的菱形浅窝表面可区分出许多沟和凸起。菱形窝还作为第四脑室的底。

（4）中脑腹侧面。有大脑脚、脚间窝。

（5）延髓腹侧面。有锥体、锥体交叉。

（6）延髓背侧面。有薄束结节、楔束结节。

（7）下丘脑底面观。有视神经、视交叉、视束、漏斗、垂体、灰结节。

5. 脑干神经核电动模型　脑干神经核电动模型内部有许多被涂成不同颜色的球形和柱状结构，代表神经核。脑神经躯体运动核被涂成红色，脑神经感觉核被涂成蓝色或绿色，脑干副交感神经核被涂成黄色。

中脑内还可观察到红核、黑质等神经核。延髓内还可观察到薄束核、楔束核等。间脑内的背侧丘脑呈椭圆形，其外侧邻豆状核、尾状核等结构。

6. 小脑游离标本或放大模型　小脑中间部较细，称小脑蚓；两侧部膨大，称小脑半球；小脑半球下部的膨出部分称小脑扁桃体。在小脑水平切面上，可区分出小脑皮质、小脑髓质和小脑核。在小脑的前面可观察到左右对称的白质断面——小脑脚，分别与脑干的三部分相连。

7. 大脑半球游离标本或模型

（1）整体观。首先区分左侧与右侧大脑半球，然后区分其三面（上外侧面、内侧面和底面）、两缘（上缘和外侧缘）和三极（额极、枕极和颞极）。

（2）大脑半球的分叶及其沟回。有三沟（中央沟、外侧沟、顶枕沟）、五叶（额叶、顶叶、枕叶、颞叶、岛叶）。大脑半球表面深浅不一的沟裂统称大脑沟。相邻大脑沟之间的脑组织隆起统称大脑回。

（3）大脑半球上外侧面的重点观察内容如下。①额叶的中央前回、额上回、额中回、额下回等。②顶叶的中央后回、缘上回等。③颞叶的颞上回、颞中回、颞下回等。④掰开外侧沟，观察沟底的岛叶。

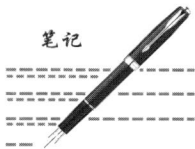

（4）大脑半球内侧面的重点观察内容如下。①中部呈弧形的、宽而厚的白质板切面为胼胝体。②平行于胼胝体上方的弧形脑回是扣带回。③胼胝体下方的薄膜为透明隔，其两侧为大脑半球内部的侧脑室。④中央旁小叶。⑤距状沟。

（5）对大脑半球底面重点观察海马旁回及其钩，以及嗅球、嗅束等。

8. 脑或大脑半球水平切面标本或模型　大脑半球的内部结构由外向内依次为大脑皮质、大脑髓质、基底核和侧脑室。大脑半球表层的灰色或深色结构为大脑皮质；大脑皮质深面的白色或浅色结构为大脑髓质；位于大脑髓质中的灰色或深色结构为基底核；每侧大脑半球内相通的裂隙和腔隙是侧脑室，室内的绒线状结构为侧脑室脉络丛。

豆状核在水平切面上呈扇形，其外侧部颜色较深，为壳部；其内侧部颜色稍浅，为苍白球。豆状核内后方的椭圆形深色结构为背侧丘脑，二者之间的带状浅色结构为内囊后肢。豆状核前内侧的圆形深色结构为尾状核（头），二者之间的带状浅色结构为内囊前肢。内囊前肢与内囊后肢之间的转折部为内囊膝。

## 【实验报告】

1. 实验总结
（1）脊髓的位置和形态结构。
（2）脊髓灰质、白质的位置和形态结构。
（3）脑干、第四脑室的位置和形态结构。
（4）大脑半球的分叶和各叶的主要沟回。
（5）内囊的位置、分部及其重要的纤维束。

2. 绘图
（1）绘制脊髓横断面模式图（示灰质和白质）。
（2）绘制脑正中矢状切面模式图（示脑的组成）。

3. 简答题
（1）查阅资料，说明腰椎穿刺术的用途、进针部位和穿刺途径。
（2）简述右手拇指皮肤的烧伤刺激沿何途径传至大脑皮质，从而产生痛觉。

# 实验十七　周围神经系统

## 【实验目的】

（1）在标本或模型上描述脊神经干的起始、位置和分支。
（2）在标本或模型上描述颈丛、臂丛、腰丛、骶丛的位置和主要分支。
（3）在标本或模型上描述膈神经、正中神经、尺神经、桡神经、腋神经、肋间神经等的重要位置和分支分布。
（4）在标本或模型上描述股神经、闭孔神经、坐骨神经、胫神经、腓总神经、阴部神经的重要位置和分支分布。
（5）在体表指出臂丛、正中神经、尺神经、桡神经、腋神经、股神经、坐骨神经、胫神经、腓总神经、阴部神经等的体表投影。

笔记

（6）在标本或模型上描述三叉神经、视神经、动眼神经、面神经、迷走神经的重要位置和分支分布。

（7）在标本或模型上指出嗅神经、滑车神经、展神经、前庭蜗神经、舌咽神经、副神经、舌下神经的重要位置。

（8）在活体上指出眶上孔、眶下孔、颏孔、下颌孔、切牙孔、腭大孔的位置及通过这些孔的神经。

（9）在标本或模型上说明交感干、交感神经节、副交感神经节、内脏神经丛的位置和形态结构。

## 【实验材料】

1. 标本

（1）上肢肌肉、血管神经标本。

（2）下肢肌肉、血管神经标本。

（3）面神经标本。

（4）眶内神经、眼球、眼外肌等结构的标本。

（5）三叉神经标本。

（6）颈部血管神经标本（示颈丛、臂丛、迷走神经、膈神经、副神经等结构）。

（7）胸腔血管神经标本（示迷走神经、膈神经、交感干、肋间神经等结构）。

（8）腹腔和盆腔血管神经标本（示腰丛、骶丛、交感干、闭孔神经等结构）。

2. 模型

（1）面部血管神经模型。

（2）颈部肌肉、血管神经模型。

（3）胸腔、腹腔、盆腔后壁血管、神经、肌肉等结构模型。

（4）上肢肌肉、血管神经模型。

（5）下肢肌肉、血管神经模型。

（6）眼球、内耳模型。

（7）内脏神经模型。

（8）脊柱、脊髓和脊神经的节段模型。

3. 器械 多功能叩诊锤。

4. 3D 数字人 周围神经系统 3D 数字图片及相关视频。

## 【实验内容和方法】

（一）教师串讲

（1）复习颈丛、臂丛、腰丛、骶丛、脊神经干的位置和分支分布。

（2）复习脑神经干的位置和分支分布。

（3）复习内脏运动神经的低级中枢、神经节等结构。

（二）周围神经系统实习

1. 上肢神经标本或模型

（1）腋窝的神经。①臂丛：若连有颈根部结构，追踪臂丛位于颈根部的部分。②寻找并观察臂丛的分支——正中神经、尺神经、桡神经、腋神经等。③观察臂丛与腋动脉

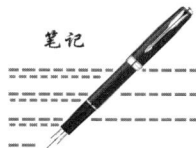

的毗邻关系。④观察臂丛和腋动脉在腋窝的位置——腋窝外侧壁。

（2）臂部的神经。①于肱二头肌内侧缘的内侧观察正中神经、尺神经、肱动脉等。②于肘窝观察正中神经、桡神经、肱动脉等。③于肱骨内上髁后方（尺神经沟）观察尺神经。

（3）前臂的神经。①于前臂肌前群中观察正中神经，注意腕前部正中神经与掌长肌腱的位置关系。②于前臂肌前群的内侧观察尺神经及其伴行的尺动脉。

（4）手部的神经。①观察腕管内的正中神经及与其伴行的许多肌腱。②观察正中神经出腕管至掌心的走行及其发出的至手肌及手指的分支。③观察尺神经走行至手掌的分支。④于手背观察尺神经和桡神经的手背支（皮支或浅支）。

注：上肢神经干的实习，也可自起点至终点依次观察。

2. 下肢神经标本或模型

（1）臀部的神经。观察臀大肌深面、梨状肌的上下缘。①坐骨神经：发自盆腔后壁的骶丛，经梨状肌下孔至臀大肌深面，下行经坐骨结节与大转子之间至股后部。②臀下神经：由梨状肌下孔穿出至臀大肌深面，发出分支至臀大肌等。③臀上神经：由梨状肌上孔穿出至臀大肌深面，发出分支至臀中肌、臀小肌等。④阴部神经：由梨状肌下孔穿出至臀大肌深面，再经坐骨小孔至会阴部。⑤股后皮神经：由梨状肌下孔穿出至臀大肌深面，下行至股后部皮肤。

（2）股前部神经。①股神经：在股三角内，位于股动脉外侧，分支分布于股四头肌等。②闭孔神经：走行于大腿肌内侧群内，发自腰丛，穿经闭孔而来。

（3）股后部和腘窝的神经。①坐骨神经：下行于大腿肌后群内，一般至腘窝上尖部分为胫神经和腓总神经。②腘窝的神经：胫神经沿腘窝纵轴下行至小腿后部；腓总神经沿腘窝上外侧缘下行至小腿外侧部，分为腓深神经和腓浅神经。

（4）小腿前外侧部神经。①腓深神经：与胫前血管相伴行，下行于小腿肌前群内。②腓浅神经：下行于小腿肌外侧群内，至小腿中、下 1/3 交界平面，穿出肌肉和深筋膜而移行为皮神经，下行至足背。

（5）小腿后部神经。胫神经与胫后血管伴行，下行于小腿肌后群内（比目鱼肌深面），经跟腱内侧、内踝后方至足底。

（6）足底的神经。足底内侧神经和足底外侧神经为胫神经于内踝后下方发出的分支。

注：下肢神经干的实习，也可自起点至终点依次观察。

3. 头部神经标本或模型

（1）浅层结构。①面神经：经腮腺向上、前、下方发出十几条细的神经分支，分布于同侧面部表情肌。②眶上神经：由眶上孔穿出，行向上。③眶下神经：由眶下孔穿出，发出向上和向下的分支。④颏神经：由颏孔穿出，行向上。

（2）深层结构。①下颌神经：发自颅腔的三叉神经节，穿卵圆孔出颅腔至颞下窝。②上颌神经：发自颅腔的三叉神经节，穿圆孔出颅腔至翼腭窝。③舌下神经：穿舌下神经管出颅腔，经下颌下三角至舌肌。④舌神经和下牙槽神经：均为下颌神经的分支。

（3）眶内结构。观察动眼神经、展神经、滑车神经和视神经。

4. 颈部神经标本或模型

（1）颈丛及其皮支。颈丛位于胸锁乳突肌上部的深面，来源于 $C_1 \sim C_4$ 的前支，其分支中膈神经易确定。需在颈部浅层结构处观察颈丛皮支。

（2）膈神经。发自颈丛，沿前斜角肌表面下行，经胸廓上口入胸腔。

（3）迷走神经。由颈静脉孔出颅腔，与颈内静脉、颈内动脉、颈总动脉伴行，经胸廓上口入胸腔。

（4）副神经。由颈静脉孔出颅腔，穿经胸锁乳突肌和枕三角进入斜方肌。

（5）颈交感神经节。有 3 对或 2 对，位于咽和食管的后方、颈椎的前面。

5. 胸腔后壁神经标本或模型

（1）迷走神经。由颈部下行而来，与食管伴行，穿膈肌食管裂孔入腹腔。

（2）肋间神经。位于肋间隙，紧邻肋骨下缘，与肋间后血管相伴行。

（3）胸部交感干。位于胸椎椎体的外侧、肋头的前面，由胸神经节借节间支连接而成。

6. 腹腔神经标本或模型

（1）迷走神经。与食管伴行，穿经膈肌食管裂孔。

（2）腰丛。位于腰大肌后面，观察时切除或翻起腰大肌。腰丛的主要分支有股神经、闭孔神经等。

（3）股神经。发自腰丛，在腰大肌和髂肌之间与之伴行，越过腹股沟韧带深面至股三角。

（4）腹部交感干。位于腰椎椎体的前外侧面，由腰神经节借节间支连接而成。

7. 盆腔神经标本或模型

（1）骶丛。位于盆腔后壁，由腰骶干、骶神经和尾神经前支构成。

（2）闭孔神经。发自腰丛，经盆腔侧壁和闭孔至大腿肌内侧群。

（3）盆部交感干。位于骶骨的前面，由骶神经节借节间支连接而成。

8. 内脏神经模型

（1）交感干。呈纵向珍珠项链状，位于脊柱椎体的前外侧。交感干上的结节是交感神经椎旁节，按位置分为颈神经节、胸神经节、腰神经节、骶神经节等。

（2）内脏大、小神经（略）。

（3）内脏神经丛。①腹腔神经丛位于腹腔干周围。②盆丛又称下腹下丛，位于直肠两侧。

（4）椎前节。位于腹腔干、肠系膜上动脉、肠系膜下动脉、肾动脉根部周围。

（5）头部器官旁节以及与脑神经相连的睫状神经节、耳神经节、下颌下神经节、翼腭神经节较大，易于观察。

## 【实验报告】

1. 实验总结

（1）脊神经干的起始、位置和分支。

（2）颈丛、臂丛、腰丛、骶丛的位置和主要分支。

（3）动眼神经、滑车神经、展神经、三叉神经、面神经、副神经的重要位置和分支分布。

2. 绘图

（1）绘制脊神经干的起始、位置和分支模式图。

（2）绘制三叉神经干的模式图。

3. 简答题　试述眼球外肌、眼球的运动方向及相应的神经支配。

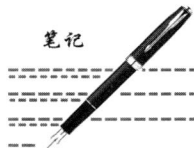

# 实验十八　脑和脊髓的被膜、血管和脑脊液循环

## 【实验目的】

（1）在标本或模型上描述脑和脊髓的被膜的位置和形态结构。

（2）在标本上描述硬脑膜的结构特点和形成的重要结构。

（3）在标本或模型上说明脑脊液的循环途径。

（4）在标本或模型上描述颈内动脉、椎动脉和基底动脉的位置和主要分支分布。

## 【实验材料】

1. 标本

（1）脊髓及其被膜游离标本。

（2）脑及其动脉标本。

（3）硬脑膜游离标本。

2. 3D 数字人　中枢神经系统 3D 数字图片及相关视频。

## 【实验内容和方法】

（一）教师串讲

复习脑与脊髓的被膜、血管和脑脊液循环。

（二）脑和脊髓的被膜、血管的实习

1. 脊髓被膜游离标本或模型

（1）硬脊膜厚而坚韧。

（2）蛛网膜薄、软、半透明，衬于硬脊膜的内表面，易剥离；在马尾周围形成终池。

（3）软脊膜紧贴脊髓表面，深入其沟裂。

（4）蛛网膜下腔为蛛网膜与软脊膜之间的间隙，在活体上容纳脑脊液。

2. 脑被膜的游离标本或模型

（1）硬脑膜。游离标本厚而坚韧，形如手术帽。硬脑膜顶部正中向下形成的镰刀状结构为大脑镰，正常情况下位于左、右大脑半球之间的大脑纵裂处。硬脑膜后部向前下方形成的板状结构为小脑幕，位于小脑与大脑半球枕叶之间。

（2）硬脑膜窦。沿硬脑膜顶面的正中矢状线剪开，观察上矢状窦的起止和形态结构，留意腔面的颗粒状结构——蛛网膜粒。沿小脑幕附着线的外表面剪开，观察横窦的起止和形态结构，以及向下延续的乙状窦。

（3）蛛网膜和软脑膜。一些脑或大脑半球标本的表面有一层紧贴的薄膜，其横跨脑各部之间的间隙或脑回之间的大脑沟，此为蛛网膜。揭除脑蛛网膜，可见脑实质和大脑沟。脑实质表面（包括脑各部之间的间隙和大脑沟）有菲薄的软脑膜。蛛网膜与软脑膜之间的间隙为蛛网膜下腔，容纳脑脊液。

3. 脑血管标本或模型　脑的动脉主干位于脑的底面。于脑干腹侧面观察左、右椎动脉、基底动脉，以及它们发出的大脑后动脉、脊髓前动脉、小脑下动脉等。于间脑、端脑底面观察左、右颈内动脉及其分支——大脑前动脉、大脑中动脉、后交通动脉等。

（1）大脑半球的血管标本或模型。①大脑半球的上外侧面可见大脑中动脉及其分支。②大脑半球内侧面、沿胼胝体上面可见大脑前动脉及其分支。③大脑半球底面可见大脑后动脉及其分支。

（2）大脑动脉环。位于脑的底面，由大脑前动脉起始段、前交通动脉、颈内动脉末段、大脑后动脉起始段和后交通动脉吻合而成。

## 【实验报告】

1. 实验总结
（1）脑和脊髓的被膜的位置和形态结构。
（2）脑脊液的循环途径。
（3）颈内动脉、椎动脉和基底动脉的位置和主要分支分布。
2. 绘图　绘制大脑动脉环的组成模式图。
3. 简答题　试述脑脊液循环途径。

# 实验十九　内分泌系统

## 【实验目的】

（1）在标本上说明内分泌系统的组成和分泌的激素。
（2）在标本或模型上指出甲状腺、肾上腺、垂体的位置和分部。

## 【实验材料】

1. 标本　全身内分泌系统概观标本。
2. 模型　全身内分泌系统概观模型。
3. 3D 数字人　内分泌系统 3D 数字图片及相关视频。

## 【实验内容和方法】

（一）教师串讲

复习内分泌系统。

（二）内分泌系统实习

1. 甲状腺　大体结构：学生自己动手打开颈前部标本，充分暴露甲状腺、喉及气管等结构，观察甲状腺的位置、形态及其与周围结构的毗邻关系。

2. 肾上腺　大体结构：学生自己动手打开腹前壁，暴露位于腹膜后间隙的肾及肾上腺，观察肾上腺的位置、形态及其与周围结构的毗邻关系。

3. 垂体　大体结构：在头部正中矢状面上观察垂体的位置、形态及其与周围结构的毗邻关系。

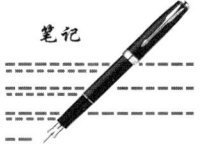

**【实验报告】**

1. 实验总结

（1）内分泌系统的组成和分泌的激素。

（2）甲状腺、肾上腺、垂体的位置和分部。

2. 简答题　简述下丘脑-垂体-靶器官所分泌的激素的相互影响。

# 第六章　组织学与胚胎学

## 实验一　光学显微镜的使用和标本的制作方法

### 【实验目的】

通过学习使用光学显微镜，了解组织学与胚胎学常用的技术和研究方法，进行基本技能的训练，从而学会使用光学显微镜，掌握绘图的基本要领，培养独立观察标本、独立思考、综合分析和解决问题的能力，提高综合素质、科研能力和创新能力，为进一步学习其他相关课程以及将来的临床实践打下坚实的基础。

### 【实验材料】

| 取材 | 染色 | 组织切片 |
| --- | --- | --- |
| 人胆囊 | HE 染色 | 单层柱状上皮 |

### 【实验内容】

（一）光学显微镜的构造和使用方法

参见上篇第二章第一节"普通光学显微镜"。

（二）标本的制作方法

形态学标本的制作方法较多，但较常用的是固定标本的制作方法。该法又主要分为2种：涂片法和切片法。无论是涂片法还是切片法，标本都必须经过染色之后才能在镜下观察。下面仅介绍石蜡切片标本的制作和几种常用的染色方法。

1. 石蜡切片标本的制作

（1）取材。必须用新鲜的组织材料，要在死后最短时间内取材，以免组织材料发生死后变化。血涂片也可以活体取材。取下的材料应切成厚度不超过 0.5 cm 的组织块。

（2）固定。为了防止组织发生自溶等死后变化，并保持原来的结构，需将组织块浸入固定液中进行固定。最常用的固定液为 10% 福尔马林、无水乙醇、Bouin 液、Zenker 液和 Susa 液等。固定时间一般为 3~24 h（固定时间的长短与固定液的种类、组织类型和组织块大小有关）。

有些固定液（如福尔马林）固定的组织需经水洗再进行下列操作。

（3）脱水。为了减少组织强烈收缩，脱水过程应从低浓度乙醇开始，一般需经过 70%、80%、90%、95%、100% 等浓度的乙醇脱水，每次需 6~12 h。

（4）透明。用二甲苯使组织块透明，以便于石蜡的浸入和包埋。

（5）浸蜡。将透明后的组织块放入熔化的石蜡（56~60 ℃）中，经 2~3 h，石蜡充分浸入组织内部。

（6）包埋。为了使组织能被切成薄片，将熔化的石蜡倒入用金属或硬纸制成的包埋框中，再将浸蜡后的组织块放入包埋框内，待石蜡冷却后变成固体。此即石蜡包埋法。

除此之外尚有火棉胶包埋法、冻结法等，在此不一一详述。

（7）切片和贴片。蜡块经过一定的修理，将其固定在小木块上，然后安装在切片机上切片，普通标本切片厚 5~10 μm。用蛋白甘油把切片贴在洁净的载玻片上。

（8）染色。最常用的染色方法是苏木精（hematoxylin）和伊红（eosin）染色，简称HE 染色。染色过程如下。①二甲苯 10 min，以除去石蜡。②不同浓度的乙醇，100%→95%→90%→80%→70%各 3~5 min，以除去二甲苯。③蒸馏水洗 5 min，以洗去乙醇。④苏木精溶液染 5~10 min，细胞核（嗜碱性）被染成蓝紫色。⑤0.5%盐酸乙醇分化数秒。⑥流水冲洗约 30 min。⑦伊红溶液染 1 min，细胞质（嗜酸性）被染成粉红色。⑧水洗数秒，以洗去浮色。⑨用不同浓度的乙醇脱水，70%→80%→90%→95%→100%各 5 min 左右。⑩二甲苯 10 min，使标本透明。

（9）封固。将透明的标本用树胶加盖片封固。

2. 镀银法　机体中有些组织结构经硝酸银处理后，能将硝酸银还原，形成细小的金属银微粒并附着在组织结构上，使其呈棕黑色，便于在镜下观察。此法主要用于显示网状纤维、神经组织等具有嗜银性的结构。

3. 一般组织化学方法　PAS 反应：又称过碘酸希夫反应。过碘酸是一种氧化剂，它能使组织或细胞内的多糖、黏多糖类物质产生醛基，醛基与希夫试剂中的无色品红起作用，产生紫红色化合物。因此，用该法可以显示组织或细胞内糖原、黏多糖的所在位置和相对含量。

（三）绘图的基本要求

组织学与胚胎学实验过程中，绘图是一项重要的基本训练内容，在认真观察标本的基础上，通过绘图记录，以加深对所学内容的理解与记忆，并可作为以后学习的参考。绘图有两种方式：一是描绘镜下实物图，一是对已勾画出的线条图进行补充描绘。图绘制好后，要对主要结构进行标注。绘图时要注意各部分之间的比例大小及颜色，正确地反映镜下所见，格式如下。

实验二　上皮组织

实验内容：

绘　　图：

（图）——细胞游离面 ——细胞核 ——细胞基底面

名称：单层柱状上皮
取材：人胆囊
染色：HE
放大倍数：10×40
日期：2022年3月8日

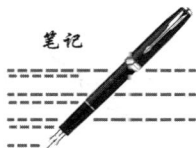

## 【注意事项】

1. 注意染色方法　在观察标本之前，应了解该标本的染色方法。最常用的是 HE 染色，但为了显示某种特殊结构，亦会选用其他不同的染色方法，这些方法与 HE 染色有很大不同，故同一组织器官用不同方法染色，镜下所见也就有所不同。

2. 注意实质性和中空性器官的观察顺序　对于实质性器官的观察，先从被膜开始，由浅到深逐步观察；对于中空性器官，则先从腔面开始，由内到外逐层观察。

3. 注意切片部位和方向　切片标本仅是某一组织或器官的一部分，组织器官是三维立体结构，由于切片部位和方向的不同，可以观察到不同切面的形态结构（二维断面图像）。因此，在观察标本时，要把局部和整体相联系，以正确理解整体与局部、立体与平面、结构与功能的关系。

4. 注意人工现象　因技术等原因，切片标本制作过程中会出现某些人工现象，如气泡、折叠、刀痕、染料沉淀、色差过大或过小、组织破碎等，应予以仔细辨认，正确理解。

# 实验二　上皮组织

## 【实验目的】

（1）掌握上皮组织的分类和一般特点。
（2）掌握主要被覆上皮的形态结构特点并能镜下识别。

## 【实验材料】

| 取材 | 染色 | 组织切片 |
| --- | --- | --- |
| 人甲状腺 | HE 染色 | 单层立方上皮 |
| 人胆囊 | HE 染色 | 单层柱状上皮 |
| 人气管 | HE 染色 | 假复层纤毛柱状上皮 |
| 狗食管 | HE 染色 | 复层扁平上皮 |
| 蛙腹膜 | 银染 | 单层扁平上皮（间皮） |
| 人膀胱 | HE 染色 | 变移上皮 |

## 【实验内容】

（一）数字切片观察

（1）打开医学形态学数字化教学平台，点击"教学示范"，利用组织切片，教师讲解单层扁平上皮、单层立方上皮、单层柱状上皮、假复层纤毛柱状上皮、复层扁平上皮、变移上皮的结构特点。

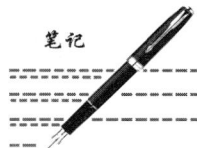

（2）打开医学形态学数字化教学平台，以 4×、10×、40×，甚至任意倍数观察单层扁平上皮、单层立方上皮、单层柱状上皮、假复层纤毛柱状上皮、复层扁平上皮、变移上皮的数字切片，寻找相关的组织结构。

（二）光镜观察

1. 单层立方上皮（simple cuboidal epithelium）（HE 染色）

（1）肉眼观察。浅红色的大片组织是甲状腺，常见被包埋于其中、着蓝紫色的小块椭圆形组织（甲状旁腺）。

（2）低倍镜观察。甲状腺实质部分有许多大小不等的滤泡，滤泡壁是一层单层立方上皮，中间着浅红色的是胶质。

（3）高倍镜观察。选择一个滤泡进行观察，滤泡上皮细胞为立方形，胞质着浅红色，细胞核位于细胞中央，可见核仁，滤泡周围的基膜不明显。

2. 单层柱状上皮（simple columnar epithelium）（HE 染色）

（1）肉眼观察。标本中紫红色凹凸不平的一面为胆囊腔面。

（2）低倍镜观察。腔面有许多高而呈分支状的皱襞，皱襞间的上皮向深部凹陷形成隐窝。在皱襞和隐窝的表面都覆盖有单层柱状上皮。

（3）高倍镜观察。上皮细胞呈柱状，排列紧密，胞质被染成红色。细胞核呈椭圆形，靠近细胞基底部，长轴与细胞长轴一致。细胞腔面一侧为游离面，与基膜相连的一侧为基底面。

3. 假复层纤毛柱状上皮（pseudostratified ciliated columnar epithelium）（HE 染色）

（1）肉眼与低倍镜观察。沿气管腔面染色较深的一层即为上皮组织。

（2）高倍镜观察。上皮细胞界限不清楚，细胞游离面可见纤毛，核呈卵圆形。因细胞高低不一，所以核的位置参差不齐，看上去像是复层。上皮间夹有圆形、浅蓝色的杯状细胞。上皮基底部可见明显的基膜，呈红色窄带状。

4. 复层扁平上皮（stratified squamous epithelium）（HE 染色）

（1）肉眼观察。标本呈圆形，内侧的蓝紫色条纹即为上皮组织。

（2）低倍镜观察。上皮细胞呈多层排列，与结缔组织的连接面凹凸不平。

（3）高倍镜观察。表层为多层扁平细胞，核扁平，染色深；中间层为多层多边形细胞，胞核大，呈圆形或卵圆形，染色浅；基底层为一层矮柱状细胞，核呈卵圆形，着色深，基膜不明显。

（三）示教

1. 单层扁平上皮（simple squamous epithelium）（硝酸银浸染）　高倍镜观察：选择清楚的区域，可见细胞为多边形，边界呈锯齿状，彼此紧密连接，被染成棕褐色。

2. 变移上皮（transitional epithelium）（HE 染色）　高倍镜观察：上皮好像由多层细胞构成，细胞界限清楚。表层细胞较大，呈立方形，胞质顶部浓缩，染色较深；中层细胞大多为多边形；基层细胞呈低柱状。

**【实验作业】**

（1）完成医学形态学数字化教学平台的线上章节练习。

（2）简答题和绘图。

1）描述单层柱状上皮的形态特点并绘出镜下结构。

2）描述未角化的复层扁平上皮并绘出镜下结构。

# 实验三　结缔组织

## 【实验目的】

（1）掌握疏松结缔组织的结构特点及细胞和纤维的形态结构特点，并能在镜下识别。

（2）掌握血液中各种有形成分的结构特点并能在镜下识别。

（3）了解致密结缔组织和脂肪组织的镜下结构特点。

（4）了解透明软骨、纤维软骨、弹性软骨的镜下结构特点，并能在镜下识别。

（5）了解骨组织的镜下结构特点。

## 【实验材料】

| 取材 | 染色 | 组织切片 |
| --- | --- | --- |
| 大鼠肠系膜 | 复染 | 疏松结缔组织铺片 |
| 猫气管 | HE 染色 | 透明软骨 |
| 人长骨 | 硫堇染色 | 脱钙骨密质 |
| 人血液 | 瑞特染色（Wright 染色） | 血液涂片 |
| 狗淋巴结 | 硝酸银染色 | 网状组织 |
| 人皮下组织 | HE 染色 | 脂肪组织 |
| 人肌腱 | HE 染色 | 规则的致密结缔组织 |
| 人耳郭 | 弹性纤维染色 | 弹性软骨 |
| 人椎间盘 | HE 染色 | 纤维软骨 |

## 【实验内容】

（一）数字切片观察

（1）打开医学形态学数字化教学平台，点击"教学示范"，利用组织切片，教师讲解疏松结缔组织、致密结缔组织、网状组织、脂肪组织、血液、骨组织、软骨组织的结构特点。

（2）打开医学形态学数字化教学平台，以 4×、10×、40×甚至任意倍数观察疏松结缔组织、致密结缔组织、网状组织、脂肪组织、血液、骨组织、软骨组织的数字切片，寻找相关的组织结构。

（二）光镜观察

1. 疏松结缔组织（loose connective tissue）（复染）　低倍镜与高倍镜观察：细胞分散，纤维交织成网。胶原纤维呈长带波浪形，被伊红染成粉红色。弹性纤维形如发丝，分支交叉，被地衣红染成紫褐色。巨噬细胞为不规则的多突起形，细胞轮廓不清，胞质内吞噬有大小不一、分布不均匀的台盼蓝染料颗粒。肥大细胞呈椭圆形，细胞边界清楚，胞质内含有被硫堇染成紫红色的颗粒，颗粒密集而均匀。还可见到染色很浅的粉红色成

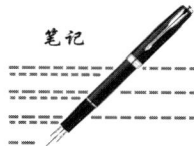

纤维细胞。

2. 透明软骨（hyaline cartilage）（HE 染色）

（1）肉眼观察。标本中染成蓝紫色部分即为透明软骨。

（2）低倍镜观察。表面一层假复层纤毛柱状上皮及结缔组织，即黏膜层及黏膜下层，其深面逐渐移行为软骨组织。浅层软骨基质为浅粉红色，软骨细胞小而扁，单个散在分布；渐向深部移行，基质染为蓝色，细胞增大、变圆，呈三角形、豆瓣形等。2~3 个或更多个细胞聚集成群，被称为"同源细胞群"。软骨细胞周围的基质呈强嗜碱性，即软骨囊，由浅面向中央，软骨囊变得愈加明显。软骨细胞无突起，核圆，胞质呈弱嗜碱性，多呈皱缩状态。软骨细胞所占的空间被称为软骨陷窝。软骨基质中看不到纤维。

3. 脱钙骨密质切片（osseous tissue）（硫堇染色）

（1）肉眼观察。标本呈棕褐色、弧形。

（2）低倍镜观察。其凹面浅层有平行排列的几层骨板，薄且凹凸不平，为内环骨板。内、外环骨板之间有许多呈同心圆状排列的骨板，此为骨单位骨板，其中心部位有中央管，骨单位骨板和中央管构成骨单位。骨单位外周浅染部分为黏合线，骨单位之间不规则的扇形骨板为间骨板。横行的粗管道为穿通管。三种骨板中均可见骨陷窝和纤细的骨小管。

（3）高倍镜观察。观察一个骨单位，可见骨小管呈放射状排列，连通中央管和相邻骨陷窝，后者为梭形，其中的骨细胞已完全消失。

4. 血液涂片（blood cell）（Wright 染色）

（1）肉眼观察。淡紫色宽带状血膜。

（2）低倍镜观察。找到细胞涂布均匀的部位。

（3）高倍镜观察。

红细胞：为圆形，无核，中央浅染，周边色深（请思考为什么），数量极多。

白细胞：其数目由多至少依次为中性粒细胞、淋巴细胞、单核细胞、嗜酸性粒细胞、嗜碱性粒细胞。①中性粒细胞。体积大于红细胞，呈球形；胞质内含有细小、均匀的浅红色颗粒；核呈紫色，多分为2~5叶，叶间有细丝相连。②淋巴细胞。小淋巴细胞胞质少，呈天蓝色；核大，呈球形；染色质致密成块，呈深紫色，一侧可有缺痕。大、中淋巴细胞较少，胞质中可见紫色嗜天青颗粒，核大。③单核细胞。最大，胞质丰富，呈灰蓝色，可见嗜天青颗粒；核呈卵圆形、肾形或马蹄形，有折痕，染色质呈疏松的网状。④嗜酸性粒细胞。少，胞质内充满粗大、大小一致、分布均匀的亮红色（橘红色）嗜酸性颗粒；核多分为2叶。⑤嗜碱性粒细胞。极少，不易找到。嗜碱性颗粒大小不一，分布不匀，呈深紫色，可以盖在核上，使核界不清。

血小板：小，常聚集成群，单个为圆形、卵圆形或不规则形，常含数个紫红色嗜天青颗粒。

（三）示教

1. 网状组织（reticular tissue）（银染）　低倍镜与高倍镜观察：取材为狗淋巴结，在淋巴结中央染色较浅的部分可见网状细胞。网状细胞呈星形，突起相互连接；胞核呈卵圆形，染色浅。网状细胞附近有很多圆形细胞，胞质少，核圆，染色深，为淋巴细胞。还可见到胞体大而圆、胞质呈嗜酸性的巨噬细胞。网状纤维用镀银方法可见。

2. 脂肪组织（adipose tissue）（HE 染色）

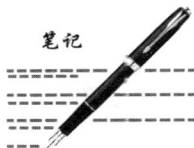

（1）低倍镜观察。脂肪组织被分隔为许多小叶，小叶内脂肪细胞紧密相邻。制片过程中脂滴被溶解，胞核被挤于细胞一侧，为扁平形。细胞群间有少量疏松结缔组织。

（2）高倍镜观察。脂肪细胞呈大空泡状，此为制片过程中脂滴被溶解所留下的空间，胞核被挤于细胞一侧，为扁平形。

3. 规则的致密结缔组织（regular dense connective tissue）（HE 染色）

（1）肉眼观察。长条形的组织是肌腱的纵切面，短而近似圆形的是肌腱的横切面。

（2）低倍镜观察。在肌腱的纵切面上，可见粗而直的胶原纤维束紧密平行排列，分布在胶原纤维之间的腱细胞核单行排列，呈蓝紫色。在横切面上，可见粗细不一的纤维束横切面，纤维束之间有腱细胞核。

（3）高倍镜观察。腱细胞的胞核呈长梭形，胞质不明显。

4. 弹性软骨（elastic cartilage）（弹性纤维染色） 显微镜观察：取材人耳郭，与透明软骨的结构基本相似，但在弹性软骨的基质中可见大量弹性纤维交织成网。

5. 纤维软骨（fibrous cartilage）（HE 染色） 低倍镜观察：取材人椎间盘，软骨细胞较少，基质多，其中含有大量不同走向的胶原纤维束。

## 【实验作业】

（1）完成医学形态学数字化教学平台的线上章节练习。

（2）绘图。

1）描述疏松结缔组织的结构特点并绘图。

2）描述各种血细胞的形态特点并绘图。

# 实验四　肌组织和神经组织

## 【实验目的】

（1）掌握骨骼肌、心肌、平滑肌的结构特点并能在镜下识别。

（2）掌握神经元的结构特点并能在镜下识别。

（3）掌握有髓神经纤维的结构特点并能在镜下识别。

（4）了解神经末梢的镜下结构。

## 【实验材料】

| 取材 | 染色 | 组织切片 |
| --- | --- | --- |
| 人骨骼肌 | HE 染色 | 骨骼肌 |
| 人心脏 | HE 染色 | 心肌 |
| 人小肠 | HE 染色 | 平滑肌 |
| 猫脊髓 | HE 染色 | 多极神经元 |
| 狗坐骨神经 | HE 染色 | 有髓神经纤维 |
| 猫肋间肌 | 氯化金染色 | 运动终板 |

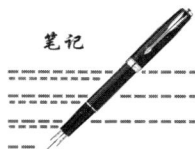

【实验内容】

（一）数字切片观察

（1）打开医学形态学数字化教学平台，点击"教学示范"，利用组织切片，教师讲解骨骼肌、心肌、平滑肌、多极神经元、有髓神经纤维和运动终板的结构特点。

（2）打开医学形态学数字化教学平台，以4×、10×、40×甚至任意倍数观察骨骼肌、心肌、平滑肌、多极神经元、有髓神经纤维和运动终板的数字切片，寻找相关的组织结构。

（二）光镜观察

1. 骨骼肌（skeletal muscle）（HE 染色）

（1）低倍镜观察。标本中可见到肌纤维的各种纵、横、斜断面。纵断面上肌纤维平行排列，呈长柱状，横断面呈不规则形或圆形。

（2）高倍镜观察。纵断面：纤维较粗，胞质红染，核多，位于肌纤维周边，呈卵圆形。降低聚光镜使视野变暗可更清楚地看出肌纤维上的横纹，色深者为暗带，浅者为明带。横断面：圆形或不规则形，被染成红色；其周边部有一个至数个细胞核，注意与纤维细胞核相区别（形状、颜色、位置）；胞质中有许多红色小点，即肌原纤维的横断面。

2. 心肌（cardiac muscle）（HE 染色）

（1）低倍镜观察。标本中可见心肌纤维的纵、横、斜断面，心肌间分布有结缔组织和血管。

（2）高倍镜观察。纵断面上显示心肌纤维的分支吻合成网，有横纹，但不如骨骼肌明显；核呈卵圆形，染色较浅，位于肌纤维之间，肌纤维上还可见到比横纹宽、染色较深的阶梯状或线状闰盘。横断面上肌纤维呈大小不等的圆形结构，核呈圆形，位于中央。

3. 平滑肌（smooth muscle）（HE 染色）

（1）低倍镜观察。可见肌纤维的纵、横断面，纤维间和层间有结缔组织。

（2）高倍镜观察。纵断面：肌纤维呈长梭形，中央膨大；核呈卵圆形，居中；无横纹，无分支。横断面：肌纤维呈圆形或不规则形，大小不一，较粗的断面上有核。

4. 多极神经元（neuron）（HE 染色）

（1）肉眼观察。此为脊髓的横断面，呈卵圆形；中央染色深，呈"H"形，为灰质，其宽而短者为前角，细而长者为后角；周围为白质，着色较浅。

（2）低倍镜观察。先找到中央管及周围的灰质，区别前、后角。前角中有许多较大的细胞，即前角运动神经元。白质由密集的小圆环构成，这些小圆环为有髓神经纤维的横断面。

（3）高倍镜观察。前角运动神经元胞体大，呈圆形或多突起状；核大，染色浅，呈泡状，核仁大而明显；胞质中有许多大小不一的蓝紫色块状或粒状物质，即嗜染质（尼氏体），后者也见于某些突起的起始部（树突）。试寻找轴丘（此区无尼氏体，呈圆锥形，染色淡）。神经元之间有许多胶质细胞及紫色条索状无髓神经纤维。

5. 有髓神经纤维（myelinated nerve fiber）（HE 染色）

（1）肉眼观察。标本分两块，长形者为纵断面，卵圆形者为横断面。

（2）低倍镜观察。纵断面上见许多纵行条索，两边细而呈红色者为神经膜，中间粗而呈紫色者为轴突。有些地方两侧神经膜向轴突方向内陷，形成神经节（又称郎飞结）。

横断面上有数个较大的圆形结构，为神经束；其外围以薄层致密结缔组织，即神经束膜；束与束之间及整个神经外周的疏松结缔组织为神经外膜。束内有密集的小圆环，为神经纤维横断面，中央紫色小点为轴突。

（三）示教

运动终板（motor end plate）（氯化金染色）　低倍镜观察：骨骼肌纤维呈浅紫色，横纹清楚。神经纤维被染成黑色，其末端发出分支而呈爪状，附着于骨骼肌表面，形成运动终板。

## 【实验作业】

（1）完成医学形态学数字化教学平台的线上章节练习。

（2）简答题和绘图。

1）描述骨骼肌的结构特点并绘出纵、横切面图。

2）描述心肌的结构特点并绘出纵、横切面图。

3）描述多极神经元的结构特点并绘图。

# 实验五　循环系统

## 【实验目的】

（1）掌握大、中动脉的结构并在镜下识别。

（2）了解心脏壁、小动脉、静脉及毛细血管的镜下结构。

## 【实验材料】

| 取材 | 染色 | 组织切片 |
| --- | --- | --- |
| 人的心脏 | HE 染色 | 心脏 |
| 人的大动脉 | HE 染色 | 大动脉 |
| 人的中动脉、中静脉 | HE 染色 | 中动脉、中静脉 |
| 人小动脉、小静脉 | HE 染色 | 小动脉、小静脉 |
| 兔肠系膜 | HE 染色 | 毛细血管网 |

## 【实验内容】

（一）数字切片观察

（1）打开医学形态学数字化教学平台，点击"教学示范"，利用组织切片，教师讲解心脏、大动脉、中动脉、中静脉、小动脉、小静脉和毛细血管网的结构特点。

（2）打开医学形态学数字化教学平台，以4×、10×、40×甚至任意倍数观察心脏、大动脉、中动脉、中静脉、小动脉、小静脉和毛细血管网的数字切片，寻找相关的组织结构。

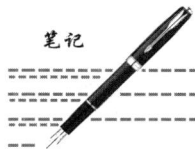

（二）光镜观察

1. 心脏（heart）（HE 染色）

（1）肉眼观察。标本被染成红色，壁薄部为心房，壁厚部为心室。二者交界处可见扭曲状的心瓣膜，且这一侧的心壁凹凸不平，为心腔面。由心腔面向心包面观察心室面和心房面。

（2）低倍镜观察。先分清心内膜面和心外膜面。一侧上皮下有三五成群的大细胞（浦肯野细胞），该侧上皮即为内皮，对侧为间皮。内皮下方为薄层结缔组织，为内皮下层。浦肯野细胞所在的一层为心内膜下层。再向下即为心肌膜，厚，肌纤维走行方向不定。心外膜由薄层结缔组织覆盖以间皮构成，可见脂肪细胞。

（3）高倍镜观察。浦肯野细胞粗大，切面呈圆形或不规则形，可见双核；核周细胞质较多，染色浅淡；肌丝较少，主要在周边，红染。

2. 大动脉（large artery）（HE 染色）

（1）肉眼观察。大动脉大而圆，且管壁很厚。

（2）低倍镜观察。内膜染色浅，与中膜分界不明显。中膜较厚，染色深。外膜由疏松结缔组织构成。

（3）高倍镜观察。内膜：由内皮和内皮下层构成。中膜：主要由数十层平行排列、折光性强、波浪状粉红色弹性膜构成，其间有少量的平滑肌纤维。外膜：由疏松结缔组织构成，内含有小动脉、小静脉和神经纤维束等。

3. 中动脉和中静脉（medium-sized artery and medium-sized vein）（HE 染色）

（1）肉眼观察。可见 2 个较大的管腔，壁厚、腔小而圆、染色较深者为中动脉，壁薄、腔大而不规则、染色较浅者为中静脉。

（2）低倍镜观察。先找到中动脉的内、外弹性膜，即可分清内膜、中膜和外膜。①内弹性膜：靠近管腔面可见染色均匀、发亮的、粉红色的波纹状线条，即为内弹性膜，由此向管腔面即为内膜，向外即为中膜。②外弹性膜：在中膜与结缔组织交界处，可见发亮的、断续的多层粉红色线条，即外弹性膜。注意观察中动脉和中静脉相应各层的厚度差别。

（3）高倍镜观察。由腔面向外逐层观察。①中动脉：腔面被覆内皮，稍外有一波纹状走行的亮红色带，为内弹性膜，其与内皮之间的组织即为内皮下层。中膜由多层环行平滑肌组成。外膜比中膜稍薄，为结缔组织。②中静脉：管腔扁，壁薄，无内弹性膜。中膜亦由平滑肌组成，但层数少，排列稀疏。外膜较中膜厚，其内可见小血管，称营养血管。腔内可切到瓣膜，其为薄层结缔组织，两面均覆盖内皮。

（三）示教

1. 小动脉和小静脉（small artery and small vein）（HE 染色）　小动脉管壁厚，管腔小而圆；小静脉管壁薄，管腔大而不规则。

2. 毛细血管网（capillary network）（HE 染色）　在微动脉和微静脉之间可见相互吻合的毛细血管网。毛细血管上可见椭圆形的内皮细胞核。

**【实验作业】**

（1）完成医学形态学数字化教学平台的线上章节练习。

（2）绘图。绘制中动脉的管壁结构图，并注明名称。

# 实验六　免疫系统

## 【实验目的】

（1）掌握淋巴结、脾的结构特点。

（2）了解胸腺的结构。

## 【实验材料】

| 取材 | 染色 | 组织切片 |
|---|---|---|
| 人胸腺 | HE 染色 | 胸腺 |
| 人淋巴结 | HE 染色 | 淋巴结 |
| 人脾 | HE 染色 | 脾 |
| 人腭扁桃体 | HE 染色 | 腭扁桃体 |

## 【实验内容】

（一）数字切片观察

（1）打开医学形态学数字化教学平台，点击"教学示范"，利用组织切片，教师讲解胸腺、淋巴结、脾的组织结构特点。

（2）打开医学形态学数字化教学平台，以 4×、10×、40×甚至任意倍数观察胸腺、淋巴结、脾的数字切片，寻找相关的组织结构。

（二）光镜观察

1. 淋巴结（lymph node）（HE 染色）

（1）肉眼观察。月牙形；浅表的薄层粉红色结构为被膜；周边被染成紫蓝色者为皮质；中央部色淡，为髓质。

（2）低倍镜观察。对整个器官由表及里、全面观察。

1）被膜：为薄层致密结缔组织，其内有输入淋巴管，有的可见瓣膜，被膜伸入实质而构成小梁。

2）皮质：位于被膜下，有以下结构。①淋巴小结：位于皮质浅部，由一层至数层淋巴组织密集排列成球状，着色深。小结中央着色较浅，称生发中心。②副皮质区：位于淋巴小结之间及皮质深层，为弥散淋巴组织，此区可见毛细血管后微静脉。③皮窦：分为被膜下窦和小梁周窦，结构疏松，着色浅淡。

3）髓质：位于淋巴结中心部位，与门部相连，由髓索和髓窦构成。①髓索：淋巴组织构成的条索状结构，互相连成网。②髓窦：位于髓索之间的网眼，与皮窦相延续。

（3）高倍镜观察。主要观察以下几种细胞：淋巴细胞、巨噬细胞、窦壁的扁平网状细胞和网状细胞（星状，胞质淡红，突起相互连接，核大、染色浅，有核仁）。毛细血管后微静脉内皮由单层立方细胞构成，血管内、外多见淋巴细胞。

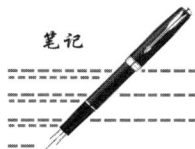

2. 脾（spleen）（HE 染色）

（1）肉眼观察。标本一侧表面呈粉红色的为被膜；实质大部分呈深红色，为红髓；在其中有很多散在蓝色的小点，即白髓。

（2）低倍镜观察。由被膜侧向深部顺次观察。①被膜：厚，有平滑肌纤维，外覆间皮，伸入实质形成小梁，小梁内有小梁动脉和小梁静脉。②白髓：为脾实质内蓝紫色区域，其中可见一个至数个小动脉横断面，即中央动脉。围绕其周围的淋巴组织为动脉周围淋巴鞘。在淋巴鞘一侧的蓝紫色圆形结节是淋巴小结。③红髓：为白髓以外的广大红色区域，其中脾索为富含血细胞的淋巴组织条索，相互连成网，脾窦位于脾索间。

（3）高倍镜观察。窦壁内皮细胞横断面中，胞核呈圆形，与胞质一起突入窦腔，脾索内可见巨噬细胞。

（三）示教

1. 胸腺（thymus）（HE 染色）

（1）肉眼观察。表面有薄层粉红色被膜，内部分成许多大小不等的小叶，小叶周边部分染色深的是皮质，中央部分染色浅的是髓质。

（2）低倍镜观察。①被膜：由薄层结缔组织构成，被膜分支伸入实质形成小叶间隔，后者把胸腺实质分成许多不完全分隔的胸腺小叶。②胸腺小叶：皮质位于小叶周边，多呈 U 形，呈强嗜碱性染色；髓质嗜碱性较弱，位于小叶深部；各小叶的髓质相互连续，其中可见着红色的胸腺小体。

（3）高倍镜观察。①皮质：由密集的胸腺细胞和少量胸腺上皮细胞组成。胸腺细胞体积小，呈圆形，核染色深，胞质少，呈嗜碱性。胸腺细胞的排列有一定的规律，从皮质浅部到深部，细胞体积由大变小，反映了胸腺细胞发育成熟的过程。胸腺上皮细胞散在分布，形状不规则，核大，呈卵圆形，染色浅，核仁明显，胞质较多，呈弱嗜酸性。②髓质：胸腺上皮细胞较多，胸腺细胞较少。胸腺小体散在分布，大小不等，呈圆形或不规则形，由胸腺上皮细胞大致呈同心圆排列而成。小体外层细胞为扁平形，胞核明显，呈新月形，胞质呈嗜酸性；近小体中央的上皮细胞退化，胞核消失，胞质嗜酸性强，呈均质状。

2. 腭扁桃体（palatine tonsil）（HE 染色）　　低倍镜观察：表面为复层扁平上皮所覆盖，上皮下陷形成许多隐窝。上皮下方有丰富的淋巴小结和弥散淋巴组织。

**【实验作业】**

（1）完成医学形态学数字化教学平台的线上章节练习。

（2）绘图。描述淋巴结的结构特征并绘出镜下结构图。

# 实验七　内分泌系统

**【实验目的】**

（1）掌握甲状腺、肾上腺的结构。

（2）了解内分泌腺的一般结构特点。

## 【实验材料】

| 取材 | 染色 | 组织切片 |
|---|---|---|
| 狗甲状腺 | HE 染色 | 甲状腺（单层柱状上皮） |
| 狗甲状旁腺 | HE 染色 | 甲状旁腺 |
| 人肾上腺 | HE 染色 | 肾上腺 |
| 人垂体 | HE 染色 | 垂体 |

## 【实验内容】

（一）数字切片观察

（1）打开医学形态学数字化教学平台，点击"教学示范"，利用组织切片，教师讲解甲状腺、甲状旁腺、肾上腺、垂体的组织结构，并讲解甲状腺的滤泡上皮细胞、滤泡旁细胞，肾上腺球状带、束状带、网状带，以及垂体远侧部的结构特点。

（2）打开医学形态学数字化教学平台，以 4×、10×、40×甚至任意倍数观察甲状腺、甲状旁腺、肾上腺、垂体的数字切片，寻找相关的组织结构。

（二）光镜观察

1. 甲状腺（thyroid）（HE 染色）

（1）肉眼观察。甲状腺染成粉红色；一端常有被染成蓝紫色的团块，为甲状旁腺。

（2）低倍镜观察。被膜由薄层致密结缔组织构成，位于标本的一侧。甲状腺实质由许多大小不一的滤泡构成，腔内充满红色均质状胶质。滤泡间结缔组织中血管丰富。

（3）高倍镜观察。滤泡由单层立方上皮围成（随功能状态不同，细胞高低有改变）。滤泡细胞的胞质呈弱嗜碱性，核呈圆形，位居细胞中央。滤泡旁细胞大，呈圆形，位于滤泡上皮细胞之间和滤泡之间，常成群分布，胞质染色浅，核较大，着色浅。

2. 肾上腺（adrenal gland）（HE 染色）

（1）肉眼观察。呈椭圆形，周围红染的为皮质，中央稍呈黄色的为髓质。

（2）低倍镜观察。①被膜：位于表面，由结缔组织组成。②皮质：位于被膜之下，占腺体大部分，由外向内依次分为三带，即球状带、束状带、网状带。三带间逐渐过渡，无明显界限。③髓质：位于中央，髓质细胞染色较浅，髓质内较大的血管即为中央静脉，并可见其属支。

（3）高倍镜观察。①皮质浅层为球状带，较薄，腺细胞排列成团；细胞较小，呈矮柱状或多边形；胞质染色较深，内含空泡（小且多）；核圆，染色深。束状带最厚，腺细胞排列成条索状，细胞大，呈多边形，胞质染色浅，呈泡沫状。网状带较薄，腺细胞排列成索状且吻合成网，细胞小，染色较深，有些细胞核固缩。②髓质的嗜铬细胞体积大，呈多边形，胞质染色较浅；核呈圆形，染色浅。

（三）示教

1. 甲状旁腺（parathyroid gland）（HE 染色）

（1）肉眼观察。甲状腺边缘蓝紫色的卵圆形小体。

（2）低倍镜观察。①被膜：由薄层粉红色结缔组织组成。②实质：腺细胞密集排列

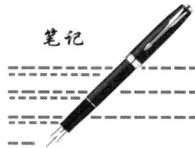

成索状或团状，其间有少量结缔组织和丰富的毛细血管。

（3）高倍镜观察。①主细胞：数量多，细胞呈多边形或圆形，细胞界限不清楚，胞质着色浅，核圆，位于中央。②嗜酸性细胞：数量少，单个或成群分布于主细胞之间，胞体较大，胞质呈嗜酸性，核小且染色深。

2. 垂体（hypophysis）（HE 染色、Mallory 染色）

（1）肉眼观察。标本为卵圆形，染色深的是远侧部，占标本的大部分；染色浅的为神经部。两者之间有一深染的狭长带，为中间部。

（2）低倍镜观察。远侧部腺细胞密集排列成索状或团状。神经部为染成浅红色的无髓神经纤维，细胞成分较少。中间部紧贴神经部，为一狭长薄层结构，腺细胞排列紧密成团，也可见到一些滤泡。

（3）高倍镜观察。①远侧部：有 3 种细胞。嗜酸性细胞：体积较大，细胞界限清楚，胞质被染成鲜红色，数量较多。嗜碱性细胞：体积大，但大小不一，细胞界限清楚，胞质被染成紫蓝色，数量较少。嫌色细胞：细胞排列成团，细胞体积小，细胞界限不清，胞质少且染色浅，数量多。②神经部：为无髓神经纤维，其内散在的细胞核为垂体细胞（神经胶质细胞）的细胞核。还有大小不一、圆形或卵圆形被染成粉红色的均质小块，即赫林体（Herring body）。毛细血管也很丰富。

## 【实验作业】

（1）完成医学形态学数字化教学平台的线上章节练习。

（2）绘图。

1）绘出甲状腺实质并注明甲状腺滤泡上皮细胞、滤泡旁细胞。

2）绘出肾上腺皮质的形态结构并注明三个带。

# 实验八　皮　肤

## 【实验目的】

（1）掌握皮肤的结构。

（2）了解毛囊、皮脂腺和汗腺的结构。

## 【实验材料】

| 取材 | 染色 | 组织切片 |
| --- | --- | --- |
| 人手掌 | HE 染色 | 手掌皮 |
| 人头皮 | HE 染色 | 头皮 |

## 【实验内容】

（一）数字切片观察

（1）打开医学形态学数字化教学平台，点击"教学示范"，利用组织切片，教师讲解皮肤的组织结构、皮肤表皮和真皮的结构特点。

（2）打开医学形态学数字化教学平台，以 4×、10×、40×甚至任意倍数观察表皮基底层、棘层、颗粒层、透明层、角质层以及真皮的数字切片，寻找相关的组织结构。

（二）光镜观察

1. 手掌皮（epidermis）（HE 染色）

（1）肉眼观察。标本一侧，表面被染成红色、深面被染成蓝色者为表皮；另一侧色浅，呈网状者是皮下组织；两者之间被染成粉红色的区域为真皮。

（2）低倍镜观察。①表皮：为角化的复层扁平上皮。表面被染成红色，很厚的部分是角质层，上皮与真皮的交界处凹凸不平。②真皮：位于表皮下方，可分为两层。乳头层紧邻表皮，薄，由结缔组织构成。此层组织向表皮基底层突出，形成许多乳头状突起，这些突起被称为真皮乳头。网织层在乳头层下方，较厚，由致密结缔组织构成。此层与乳头层无明显分界。

（3）高倍镜观察。主要观察表皮的分层及汗腺的结构。

1）表皮：由基底层向表面观察。①基底层：为一层矮柱状的基底细胞，其胞质的嗜碱性较强。②棘层：为数层多边形细胞，界限清楚。③颗粒层：为 2~3 层梭形细胞，胞质内含许多大小不一的紫蓝色颗粒被称为透明角质颗粒。④透明层：很薄，呈浅红色，细胞核消失，胞质呈浅红色均质状，细胞界限不清。⑤角质层：位于表面，很厚，由许多层界限不清的角质细胞构成。角质细胞无核，胞质呈红色均质状。此层内有螺旋状的汗腺导管穿行，故呈一连串的腔隙。

2）真皮：①真皮乳头：由结缔组织构成，其内有毛细血管的断面。②汗腺：单管腺，由分泌部和导管部组成。分泌部位于真皮的深层或皮下组织，在切面上显示为成群存在，管径较粗，由单层矮柱状上皮围成，腺细胞染色较浅。导管部管径较细，由两层立方上皮细胞构成，细胞小，胞质呈嗜碱性，染色深。

2. 头皮（scalp）（HE 染色）

（1）肉眼观察。标本一侧为薄层、蓝紫色的表皮，表皮下方较厚的、被染成红色的是真皮，其中有蓝紫色斜行的毛囊。真皮深面染色浅的是皮下组织。

（2）低倍镜观察。分辨表皮、真皮和皮下组织。①表皮：较薄，由角化的复层扁平上皮组成。角质层和颗粒层很薄，无透明层。②真皮：较厚，由结缔组织构成。其内有皮脂腺、汗腺、毛囊及立毛肌。③皮下组织：为大量脂肪组织，可有汗腺和毛囊。

（3）高倍镜观察。主要观察毛囊、毛球和皮脂腺。①毛囊：观察毛囊的纵切面。毛囊包裹着毛根，分为两层：内层由数层上皮细胞构成，外层由致密结缔组织构成。毛根由数层含黑色素的角化上皮细胞构成。②毛球：是毛根和毛囊下端结合形成的膨大部分，毛球基底部凹陷，有结缔组织突入其中，称毛乳头。③皮脂腺：位于毛囊和立毛肌之间，是泡状腺。分泌部为实心的细胞团：外周细胞较小，染色较深；中央细胞的体积较大，呈多边形，胞质中充满脂滴，染色浅，核固缩或消失。导管极短，不容易切到。

【实验作业】

（1）完成医学形态学数字化教学平台的线上章节练习。

（2）绘图。绘出手指皮肤的结构。

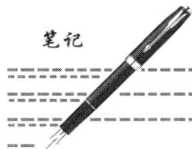

# 实验九　消化系统

## 【实验目的】

（1）掌握胃、小肠、肝脏、胰腺的光镜结构特点。

（2）了解食管、结肠、下颌下腺的组织结构。

## 【实验材料】

| 取材 | 染色 | 组织切片 |
| --- | --- | --- |
| 人胃底 | HE 染色 | 胃壁 |
| 人小肠 | HE 染色 | 空肠段管壁 |
| 人食管 | HE 染色 | 食管管壁 |
| 肝脏（人和猪） | HE 染色 | 肝脏 |
| 人胰腺 | HE 染色 | 胰腺 |

## 【实验内容】

（一）数字切片观察

（1）打开医学形态学数字化教学平台，点击"教学示范"，利用组织切片，教师讲解食管、胃、小肠、肝脏的组织结构，以及胃底腺的壁细胞、主细胞，小肠绒毛和肝小叶的结构特点。

（2）打开医学形态学数字化教学平台，以 4×、10×、40×甚至任意倍数观察食管、胃、小肠、肝脏的数字切片，寻找相关的组织结构。

（二）光镜观察

1. 食管（esophagus）（HE 染色）

（1）肉眼观察。管腔狭窄、不规则，腔面上皮呈蓝紫色，上皮外面浅红色部分为黏膜下层，再向外面为肌层，呈深红色，最外面为外膜。

（2）低倍镜与高倍镜观察。从内向外依次观察 4 层结构。①黏膜：表面覆盖复层扁平上皮，上皮下面的固有层由结缔组织构成，内含小血管，再向下为薄层平滑肌构成的黏膜肌层。②黏膜下层：为疏松结缔组织，内含血管和食管腺。③肌层：肌纤维排列不规则，注意分析此标本为食管的哪一段。④外膜：由疏松结缔组织构成，较薄，内有血管和神经。

2. 胃底（fundus of stomach）（HE 染色）

（1）肉眼观察。标本一面凹凸不平，呈紫红色带状，为黏膜面；另一面平直、色红的宽带状结构为肌层，两层间为黏膜下层。

（2）低倍镜观察。区分黏膜、黏膜下层、肌层和浆膜，观察各层的结构特点。

（3）高倍镜观察。重点观察黏膜。①上皮：位于黏膜表面（注意观察胃黏膜上皮为

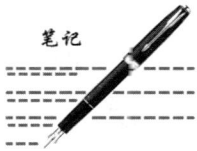

何种细胞，以及细胞特点如何），上皮下陷形成胃小凹（注意识别胃小凹的横断面和斜断面）。②固有层：位于上皮之下，由结缔组织构成，此层内充满胃底腺。在胃底腺间的结缔组织内，有时可见弥散淋巴组织及淋巴小结。③胃底腺：为管状，开口于胃小凹，分颈、体、底三部分。切片上胃底腺多为斜断面，主要细胞成分为主细胞（数量多，核圆，位于基底部）和壁细胞（多位于颈部和体部，细胞大，呈圆形或三角形，胞质嗜酸，核大而圆，位于中央，有的细胞可见双核）。④黏膜肌层：位于固有层深面。

黏膜下层：由疏松结缔组织构成，含较大的血管、神经等。

肌层：较厚，由平滑肌组成。

浆膜：为一薄层结缔组织和间皮（有时可脱落）。

3. 小肠（small intestine）（HE 染色）

（1）肉眼观察。标本一侧呈波浪状色深者为黏膜面。

（2）低倍镜观察。分辨肠壁的 4 层结构，弄清绒毛、皱襞的组成及相互关系。①绒毛：为小肠黏膜上的指状突起，是小肠的特征性结构，以固有层结缔组织为中轴，表面覆以单层柱状上皮。注意观察绒毛的各种纵、横、斜切面。②皱襞：黏膜层与部分黏膜下层突入肠腔形成，其上有绒毛。

（3）高倍镜观察。重点观察黏膜部分。①上皮：为单层柱状上皮，与胃上皮相比其特点为胞质被染成粉红色，均匀，不呈空泡状，游离面有纹状缘，夹有杯状细胞，常见淋巴细胞浸润。②固有层：与胃壁固有层的区别在于以下方面。a. 结缔组织与腺体的比例。b. 肠腺的形态与细胞组成（分辨柱状细胞、杯状细胞）。c. 绒毛中轴的固有层中有中央乳糜管（腔大、壁薄，由内皮围成）。d. 淋巴组织的含量（区分弥散淋巴组织、孤立淋巴小结和集合淋巴小结）。③黏膜下层。④肌层：内环、外纵的平滑肌，注意肌间神经丛。⑤浆膜。

4. 肝脏（liver）（HE 染色）

（1）肉眼观察。标本较致密，色紫红，可见不规则裂隙（肝小叶的分界）。

（2）低倍镜观察。辨认肝小叶和门管区。①肝小叶：人的肝小叶边界不清。肝小叶以中央静脉为中心，周围放射状排列的是肝板，其分支连接成网，肝板之间的不规则腔隙为肝血窦。②门管区：在几个肝小叶交界处，可见结缔组织中含有下列 3 种管道。小叶间静脉：腔大，壁薄，不规则。小叶间动脉：腔小而圆，壁厚，管壁可见平滑肌纤维。小叶间胆管：由单层立方上皮围成。

（3）高倍镜观察。①中央静脉：管壁很薄，其外仅有少量结缔组织，壁上有血窦开口。②肝细胞：大，呈多边形，胞质丰富，被染成紫红色，有空泡；核圆，居中，染色浅，核仁明显。有的肝细胞有双核。③肝血窦：形状不规则，内皮细胞核扁平，靠近肝细胞。窦腔中可见形状不规则、有突起的细胞，核呈圆形或卵圆形，为肝巨噬细胞。

5. 胰腺（pancreas）（HE 染色）

（1）肉眼观察。可见许多大小不等的紫红色区域，为胰腺的小叶。

（2）低倍镜观察。结缔组织将实质分隔成许多小叶，小叶间含血管和外分泌部的导管，外分泌部为小叶内深紫色的浆液性腺泡，腺泡之间散布大小不一、染色浅淡的细胞团（即胰岛）。

（3）高倍镜观察。①腺泡：由单层锥形细胞围成，呈椭圆形或花瓣状。腺细胞基部胞质呈嗜碱性，被染成紫红色；顶部胞质被染成淡红色，或可见红色颗粒；核圆，位于细胞基部；腺泡腔小，中心可见数个椭圆形或扁平的、染色浅淡的细胞核，为泡心细胞。

②导管：闰管由单层扁平上皮细胞构成，小叶内导管由单层立方上皮围成，其外结缔组织少，二者均位于小叶内。小叶间导管较粗，衬覆单层柱状上皮，存在于小叶间结缔组织中。③胰岛：外围薄层结缔组织，细胞排列成团索、网状，染色浅，分界不清，网眼内有血窦。

（三）示教

1. 结肠（colon）（HE 染色）　低倍镜观察：管壁也分为黏膜、黏膜下层、肌层和外膜四层结构。黏膜无绒毛，上皮为单层柱状，杯状细胞很多。黏膜下层为结缔组织。肌层由内环、外纵平滑肌组成。外膜为浆膜。

2. 下颌下腺（submandibular gland）（HE 染色）

（1）低倍镜观察。标本表面有被染成粉红色的结缔组织被膜。腺实质被结缔组织分隔成许多小叶，其中多数为染色深的浆液性腺泡，少数为染色浅的黏液性腺泡和混合性腺泡。腺泡间可见管腔较大、被染成红色的分泌管，由单层柱状上皮构成。在小叶间结缔组织中可见排泄管，管壁由高柱状到假复层柱状上皮构成。

（2）高倍镜观察。①浆液性腺泡：细胞呈锥形，胞质呈紫红色，胞核呈圆形，靠近细胞基部。②黏液性腺泡：细胞呈锥形，胞质染色浅，胞核呈扁圆形，染色深，位于细胞基部。③混合性腺泡：多数是黏液性腺泡的一侧附有数个浆液性腺泡所组成的半月板。

## 【实验作业】

（1）完成医学形态学数字化教学平台的线上章节练习。
（2）绘图。
1）绘出胃黏膜的镜下结构。
2）绘出肝小叶及门管区的镜下结构。

# 实验十　呼吸系统和泌尿系统

## 【实验目的】

（1）掌握肺、气管、肾小体、肾小管的光镜结构特点。
（2）了解肺内支气管树的管壁变化规律。

## 【实验材料】

| 取材 | 染色 | 组织切片 |
| --- | --- | --- |
| 猫气管 | HE 染色 | 气管（假复层纤毛柱状上皮） |
| 人肺 | HE 染色 | 肺 |
| 人肾 | HE 染色 | 肾脏 |
| 人膀胱 | HE 染色 | 膀胱 |

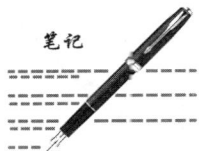

**【实验内容】**

（一）数字切片观察

（1）打开医学形态学数字化教学平台，点击"教学示范"，利用组织切片，教师讲解气管、肺、肾脏和膀胱的组织结构，以及肺呼吸部、肾小球、肾小管、球旁复合体及膀胱的结构特点。

（2）打开医学形态学数字化教学平台，以4×、10×、40×甚至任意倍数观察气管、肺、肾脏和膀胱的数字切片，寻找相关的组织结构。

（二）光镜观察

1. 气管（trachea）（HE染色）

（1）肉眼观察。标本为气管的横切面，管壁中呈"C"字形、被染成深蓝色者是外膜的透明软骨。

（2）低倍镜观察。分辨管壁的三层结构。①黏膜：上皮为假复层纤毛柱状上皮，夹有杯状细胞和纤毛细胞，基膜明显；固有层由富含弹性纤维的结缔组织组成，呈亮红色，内含腺体、导管、血管和淋巴组织。②黏膜下层：与固有层无明显界限，为疏松结缔组织，含混合性腺泡。③外膜：由透明软骨环和结缔组织构成，软骨环缺口处有致密结缔组织和平滑肌纤维束。

2. 肺（lung）（HE染色）

（1）肉眼观察。标本呈海绵状，其中的少数空腔是肺内支气管和肺动脉的小分支。

（2）低倍镜观察。辨认和区分肺导气部的小支气管、细支气管、终末细支气管以及呼吸部的呼吸性细支气管、肺泡管、肺泡囊和肺泡。

（3）高倍镜观察。根据黏膜上皮、杯状细胞、腺体、软骨和平滑肌来区分导气部各段，根据肺泡开口确定呼吸部。①肺内支气管和小支气管：管壁结构基本同气管，但管径渐变细，管壁变薄，上皮变薄，腺体由多至少，软骨呈小片状，平滑肌成束。②细支气管：上皮仍为假复层纤毛柱状上皮，但杯状细胞、腺体与软骨片更少或消失，平滑肌相对增多。③终末细支气管：上皮为单层柱状或立方上皮，可有纤毛。杯状细胞、腺体及软骨片均消失，平滑肌环行成层。④呼吸性细支气管：管壁上有肺泡通连，上皮变为单层柱状或立方上皮，无纤毛。以上各段伴有相应大小的肺动脉分支。⑤肺泡管：有许多肺泡开口，残留极少管壁，在相邻肺泡开口之间呈结节状。上皮为单层立方或扁平上皮。⑥肺泡囊：几个肺泡共同开口处，无管壁残存。⑦肺泡和肺泡隔：肺泡为不规则形，壁薄，上皮细胞难以被观察到。相邻肺泡之间的结缔组织为肺泡隔，内有丰富的毛细血管，内皮细胞亦难区分。在肺泡隔和肺泡腔内有散在的巨噬细胞，胞质内有黑色灰尘颗粒，故这类细胞被称为尘细胞。

3. 肾脏（kidney）（HE染色）

（1）低倍镜观察。首先区分出被膜、皮质和髓质。①皮质迷路：为含肾小体、近曲小管、远曲小管的区域。髓放线：在皮质迷路之间，含许多平行管道，可切成纵断面、横断面或斜断面。②髓质：镜下为横切或纵切的管道。

（2）高倍镜观察。选择视野，仔细观察以下结构。①肾小体（球）：为一球形小体，中心为一团毛细血管（请思考其类型），被称为血管球。肾小囊包在血管球外面，有脏、壁两层，其间为囊腔。壁层为单层扁平上皮，脏层贴在血管球毛细血管基膜外，难以辨

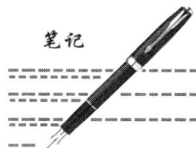

认。有的肾小囊腔在肾小体一侧中断，该侧为血管极。尿极少见，该处单层扁平上皮变为单层立方上皮。肾小囊腔通入肾小管，如有时间，寻找球旁细胞和致密斑。②近曲小管：肾小体附近染色为红色的小管，管腔不规则，由单层立方上皮围成，上皮游离面可见染色深红的刷状缘。上皮细胞分界不清，胞质呈嗜酸性，断面上胞核排列稀疏。③远曲小管：较少，管腔大而平整，管壁上皮细胞呈立方形，着色浅淡，胞核较密集。④髓放线：主要含近端小管直部和远端小管直部，其特点与近曲小管和远曲小管相似，也可见集合小管。⑤髓质：主要由集合小管构成。管壁为单层立方或柱状上皮，胞质清亮，细胞分界清楚。近皮质部可见近端小管直部、远端小管直部和细段。细段管壁由较厚的单层扁平上皮围成（注意与毛细血管相区别）。近锥体乳头处可见单层柱状上皮构成的乳头管。

（三）示教

1. 膀胱（urinary bladder）（HE 染色）

（1）肉眼观察。标本的一侧表面被染成蓝紫色的为黏膜上皮。

（2）低倍镜观察。注意区分黏膜、肌层与浆膜。①黏膜：由变移上皮和结缔组织形成的固有层构成。黏膜突向管腔而形成皱襞。②肌层：很厚，由平滑肌组成，肌纤维大致呈内纵、中环、外纵排列（三层不易分辨）。③浆膜：为纤维膜（在膀胱顶部是浆膜），其内含有神经纤维束。

（3）高倍镜观察。①黏膜：上皮为变移上皮，浅层细胞较大，呈伞形或长方形，常含1~2个圆形核，细胞质浓缩，染色较深。其下方为1~2层梨形细胞，最深层为立方或矮柱状细胞。上皮下方的基膜不清楚。当膀胱内充满尿液时，则上皮变成2~3层细胞；当膀胱空虚时，上皮呈6~7层细胞。固有层：由致密结缔组织构成，其下方无明显的黏膜下层。②肌层：由平滑肌束构成，大致可分为内纵、中环、外纵三层。③浆膜：此层较薄，表面有一层间皮。其下方疏松结缔组织内含血管、神经。除膀胱顶部外其他部分无间皮。

**【实验作业】**

（1）完成医学形态学数字化教学平台的线上章节练习。
（2）绘图。绘制高倍镜下肾皮质的结构。

# 实验十一 生殖系统

**【实验目的】**

（1）掌握睾丸、卵巢的光镜结构。
（2）了解附睾、输精管、前列腺、输卵管、子宫和乳腺的一般结构。

## 【实验材料】

| 取材 | 染色 | 组织切片 |
| --- | --- | --- |
| 人睾丸 | HE 染色 | 睾丸 |
| 人卵巢 | HE 染色 | 卵巢 |
| 人子宫 | HE 染色 | 子宫 |
| 人附睾 | HE 染色 | 附睾 |
| 人前列腺 | HE 染色 | 前列腺 |
| 人乳腺 | HE 染色 | 乳腺 |

## 【实验内容】

（一）数字切片观察

（1）打开医学形态学数字化教学平台，点击"教学示范"，利用组织切片，教师讲解睾丸、附睾、卵巢、子宫的组织结构，以及各级生精细胞和各级卵泡的结构特点。

（2）打开医学形态学数字化教学平台，以 4×、10×、40×甚至任意倍数观察睾丸、附睾、卵巢、子宫的数字切片，寻找相关的组织结构。

（二）光镜观察

1. 睾丸（testis）（HE 染色）

（1）肉眼观察。标本一侧着色较红，为被膜，膜内侧疏松，可见生精小管断面。

（2）低倍镜观察。由外向内观察睾丸的被膜（鞘膜脏层、白膜和血管膜）。被膜之下见许多圆形或卵圆形小管，为生精小管。

（3）高倍镜观察。重点观察生精小管和间质细胞。生精小管外围呈粉红色、较厚的为基膜，紧贴基膜外侧的为肌样细胞，呈扁长形。生精小管由复层上皮构成，含各级生精细胞和支持细胞。①精原细胞：紧贴基膜，细胞较小，核大，核呈卵圆形或圆形，常见核仁，核着色可深可浅。②初级精母细胞：位于精原细胞内侧，有 1~3 层，细胞大，核最大而圆，色深，以染色质呈粗网状者最易被识别。③次级精母细胞：在初级精母细胞内侧，形态与初级精母细胞相似，但核略小而染色较浅，不易找到（请思考为什么）。④精子细胞：在初级或次级精母细胞内侧排成多层，细胞较小，胞质少，核呈圆形、卵圆形或扁形不等，着色较深。⑤精子：位于管壁游离面或管腔中央，头部呈深蓝色点状，尾部不易看清。⑥支持细胞：单个分散在各级生精细胞之间，胞体界限不清；细胞核多位于细胞基部，呈椭圆形，染色浅，染色质为细网状，核仁大而明显。⑦间质细胞：位于生精小管之间的结缔组织内，常成群分布，细胞大，呈圆形或多边形，核大、偏左，染色深，核仁明显，胞质呈嗜酸性。

2. 卵巢（ovary）（HE 染色）

（1）肉眼观察。标本为卵圆形，表面光滑，其内可见大小不等的空泡（即为卵泡）。髓质狭小，为疏松结缔组织，含血管、神经等。

（2）低倍镜观察。分清皮质与髓质。

（3）高倍镜观察。主要观察皮质中的各级卵泡。①原始卵泡：位于皮质浅层，排成数层。②初级卵泡：体积增大，移向皮质深层。初级卵母细胞增大；卵泡细胞亦长大为

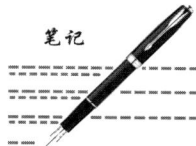

立方状或柱状，并逐渐增殖为复层。在卵母细胞和卵泡细胞之间出现红色均质状透明带。卵泡膜开始形成。③次级卵泡：卵母细胞更大，卵泡细胞进一步增多，细胞间出现腔隙，并逐渐合并为一个大腔（即卵泡腔），卵母细胞和周围的卵泡细胞形成一突入卵泡腔的隆起，为卵丘。紧贴卵母细胞的一层卵泡细胞为柱状，整齐排列，形成放射冠。卵泡腔周围的卵泡细胞构成卵泡壁的颗粒层。其外为卵泡膜，由结缔组织形成，内、外两层已很明显：内层细胞多，血管丰富；外层纤维多。④成熟卵泡：不易见到。卵泡腔更大，颗粒层变薄，卵丘处疏松，卵泡靠近卵巢表面。⑤闭锁卵泡：可发生在各阶段。其特点是卵母细胞退化，卵泡细胞排列散乱，核固缩，透明带塌陷、卷曲。卵泡腔中出现脱落解体的细胞、中性粒细胞、巨噬细胞等。次级卵泡闭锁后，卵泡膜内层细胞增大，被结缔组织分隔成上皮样细胞团，称间质腺（人类的间质腺不发达）。⑥黄体：外有结缔组织包被，内为两种黄体细胞。粒黄体细胞占黄体的大部分，细胞大，着色浅淡；膜黄体细胞位于黄体周边及条索状伸入的结缔组织和血管的周边，细胞小，着色深。

3. 子宫（uterus）（HE 染色）

（1）子宫增生期。

1）肉眼观察：被染成紫色的部分是内膜，被染成红色的部分是肌层。

2）低倍镜观察：由内到外观察子宫壁的结构，分为内膜、肌层和外膜三层。①内膜：腔面呈单层柱状上皮，固有层结缔组织中形成很多长短不等的子宫腺和小血管（螺旋动脉）。②肌层：很厚，由成束的平滑肌构成，内含很多较大的血管。③外膜：最外层是浆膜。

3）高倍镜观察：着重观察内膜。①子宫腺：较直，断面较少，腺腔较小且无分泌物，腺上皮与内膜上皮相同，亦为单层柱状。②基质细胞：数量多，呈梭形或星形，细胞界限不清楚；核较大，为卵圆形，色深。

（2）子宫分泌期。

1）肉眼观察：标本为长方形，一端被染成紫色的为内膜，其余被染成红色的为肌层。

2）低倍镜观察：分辨子宫壁的三层。

3）高倍镜观察：着重观察内膜。注意与增生期比较。①子宫内膜更厚。②子宫腺：数量多，增长、弯曲、腺腔扩大，腔内有分泌物。③螺旋动脉：数量较多，成群分布，腔大，壁薄（充血）。④基质细胞：分裂、增殖，胞质含脂滴，成为前蜕膜细胞。⑤固有层水肿，可见结缔组织空隙增大。

（三）示教

1. 附睾管（epididymis）（HE 染色）

（1）低倍镜观察。表面有结缔组织构成的被膜，管壁较厚，腔面平整。

（2）高倍镜观察。上皮为假复层柱状上皮，表面有细长的、排列整齐的静纤毛，附睾管壁有较多的平滑肌，腔内常有许多精子。

2. 输精管（ductus deferens）（HE 染色）　低倍镜：分清管壁的三层结构。黏膜上皮为假复层柱状上皮，表面有静纤毛；固有层为结缔组织。肌层由内纵、中环、外纵三层平滑肌构成。外膜为疏松结缔组织。

3. 前列腺（prostate）（HE 染色）　低倍镜观察：前列腺表面有结缔组织被膜，其中含有平滑肌。被膜深入实质，形成小梁。小梁之间分布许多形状不同、大小不等的腺泡，腺状泡腔内可见到大小不等、圆形或卵圆形的前列腺结石，腺泡上皮细胞形态不一，为立方状、柱状或假复层柱状。导管上皮为单层柱状上皮，与腺泡不易区分。

4. 输卵管（oviduct）（HE 染色）

（1）肉眼观察。管腔面被染成紫色的为黏膜。

（2）低倍镜观察。管壁由黏膜、肌层和浆膜构成。重点观察黏膜，其皱襞发达，高且分支突入管腔。

（3）高倍镜观察。①黏膜：表面为单层柱状上皮，纤毛细胞较大，呈弱嗜酸性，纤毛不太明显。分泌细胞被夹于纤毛细胞间，较小，嗜酸性较强。固有层为薄层疏松结缔组织。②肌层：为内环、外纵两层平滑肌。③外膜：为浆膜。

5. 乳腺（mammary gland）（HE 染色）

（1）静止期乳腺（resting mammary gland）。低倍镜观察：主要为结缔组织，含大量脂肪细胞，腺泡和导管较少，常呈小团状，分散于结缔组织中。腺泡上皮为单层立方或低柱状上皮，腺腔较小。

（2）哺乳期乳腺（lactating mammary gland）。低倍镜观察：可见少量结缔组织将乳腺分成许多小叶，腺泡多，常呈不同分泌时期，上皮为单层柱状或立方上皮，胞质中有脂滴。腺腔较大，腔中含乳汁（被染成粉红色）。小叶间导管位于结缔组织中，上皮为单层柱状或假复层柱状上皮。

【实验作业】

（1）完成医学形态学数字化教学平台的线上章节练习。

（2）绘图。

1）生精小管和睾丸间质的镜下结构。

2）原始卵泡、生长卵泡的镜下结构。

# 实验十二　人体胚胎学概要

【实验目的】

（1）掌握卵裂、胚泡的形成和结构。

（2）掌握内细胞群的演变和胚盘的形成。

（3）了解三胚层胚盘的形成和早期分化。

（4）了解胎膜、胎盘的形成和功能。

【实验材料】

各个发育阶段的胚胎模型、挂图或标本。

【实验内容】

（一）观看数字资源

（1）打开医学形态学数字化教学平台，教师利用数字胚胎学虚拟仿真系统教师端，

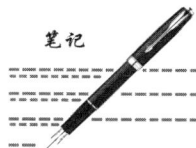

通过视频讲解人胚发育过程。

（2）打开医学形态学数字化教学平台，学生利用数字胚胎学虚拟仿真系统学生端，自行观看人胚发育不同阶段的视频和动画。

（二）标型和（或）标本的观察

1. 卵裂、胚泡的形成和植入

（1）卵裂。即受精卵进行有丝分裂的过程。卵裂产生的子细胞为卵裂球，由 12~16 个卵裂球组成的实心胚为桑葚胚。

结合排卵、受精与卵裂过程的课件与视频，观察卵裂模型（受精卵、卵裂球、桑葚胚）。

（2）胚泡（胚泡模型）。模型呈半球状，胚泡壁由单层扁平细胞组成，称为滋养层。胚泡内的腔，称为胚泡腔。在胚泡腔的一侧有一群细胞，即内细胞群。

（3）植入。内细胞群外侧滋养层向子宫内膜植入，滋养层分裂、增生形成合体滋养层。植入的子宫内膜呈蜕膜化改变，改称蜕膜。胚泡继续植入，合体滋养层进一步增生，其中出现许多间隙，植入缺口处的子宫蜕膜逐渐愈合。蜕膜分为基蜕膜、包蜕膜、壁蜕膜三部分。

2. 二胚层胚盘形成（第 1 周末至第 3 周初模型）　胚泡不断长大，内细胞群与细胞滋养层之间出现裂隙，即为羊膜腔。羊膜腔的底（浅蓝色）为上胚层，靠近胚泡腔一侧为下胚层（黄色）。上胚层与下胚层形成圆盘状的胚盘。下胚层周边细胞生长，形成卵黄囊（橘黄色）。滋养层形成完整的两层，即细胞滋养层（深绿色）与合体滋养层（绿色），并与细胞滋养层隆起的细胞索共同构成初级绒毛干。细胞滋养层向胚泡腔增生分化形成胚外中胚层（红色）。胚外中胚层出现间隙，逐渐融合并扩大形成较大的腔隙，即胚外体腔。胚外中胚层随之分成两部分：一部分覆盖卵黄囊与羊膜的外表面，另一部分衬覆于细胞滋养层的内表面，并伸入绒毛中轴。至此，滋养层成为绒毛膜，绒毛发育为次级绒毛干，羊膜与细胞滋养层之间的胚外中胚层称体蒂。

3. 三胚层胚盘及脊索形成（三胚层模型）　胚盘逐渐呈椭圆形，在上胚层（肉色）一端（尾端）中轴线上有一条细胞索，即原条。原条头端的细胞迅速增生膨大，形成原结。其中央背侧有一凹陷，称原窝。原条背侧中线表面的浅沟称原沟。原条细胞向上、下胚层之间增殖：一部分细胞分化出一层新的细胞层，即中胚层（深红色）；另一部分细胞置换下胚层，形成内胚层（黄色），上胚层改名为外胚层（肉色）。此时胚盘由内、中、外三个胚层组成。原窝的细胞向胚盘头端内、外胚层之间增生，形成一条细胞索，称脊索（红色）。在脊索的诱导下，其背侧的外胚层增厚，并形成神经板。在脊索（红色）的前端和原条位置的尾端各有一个没有中胚层的区域，内、外胚层紧密相贴，这两个区域分别被称为口咽膜和泄殖腔膜。此时的胚盘增大呈梨形，头大尾小。

4. 三胚层的分化和胚体外形的建立（三胚层分化和胚体外形模型）

（1）外胚层的分化。胚盘迅速增大呈梨形，模型上可见肉色的外胚层、深红色的中胚层和黄色的内胚层。神经板外侧的隆起称神经褶，中间的凹陷称神经沟。原条缩小，逐渐退至尾端，胚盘中轴的细胞索为脊索（红色）。神经褶开始闭合，并和背侧表面的外胚层分离，逐渐形成神经管，并向头、尾两端不断闭合。神经褶大部分闭合成神经管，仅头尾两端暂时各存留一孔，分别称为前神经孔和后神经孔，并于第 4 周闭合形成神经管。神经管是中枢神经系统的原基，将分化为脑、脊髓、松果体、神经垂体、视网膜等。

（2）中胚层的分化。①轴旁中胚层：神经管两侧的中胚层呈分节状隆起，称体节。体节主要分化为皮肤的真皮、骨骼肌、脊柱。脊索大部分退化消失，仅在椎间盘内残留为髓核。②间介中胚层：位于轴旁中胚层与侧中胚层之间，分化为泌尿生殖系统的主要器官。③侧中胚层：侧中胚层的一部分紧贴外胚层的内面，称体壁中胚层；另一部分覆盖在内胚层的外面，称脏壁中胚层。脏壁中胚层与体壁中胚层之间的腔为胚内体腔。

（3）内胚层的分化。卵黄囊顶部的内胚层，随着胚体发生头褶、尾褶和侧褶，形成管状的原肠，位于头端的部分称为前肠，尾端部分称为后肠，与卵黄囊相连的中段称为中肠。前肠的头端腹面有口咽膜，后肠的末端腹面有泄殖腔膜，二者将原肠封闭。

（4）胚体外形的建立。由于神经管的纵向生长，尤其是头端脑泡迅速膨大和体节的迅速生长，头褶、尾褶和侧褶产生，其结果是使平盘胚演变为圆柱胚，同时使肠管与卵黄囊相连处变窄。

5. 胚后期标本（5~8 周）

（1）5 周人胚。顶臀长 4~8 mm。胚体头、尾极度腹屈呈弓状，胚头大，颈部有数对鳃弓，肢芽出现；羊膜与外胚层的交界转向胚腹部，颈腹前有大隆起（为心包隆起）。背部可见体节。

（2）6 周人胚。顶臀长 7~12 mm。胚体头、尾向腹侧弯曲，头腹屈尤其严重。视网膜因出现色素而显眼，位于头两侧，呈黑色；颈部可见第 1 对鳃弓形成上、下颌隆起。第 2 对鳃弓向腹尾方向生长，其余鳃弓不见。肢芽增长并分为 2 节。腹侧颈尾为大的心包隆起，尾侧为一条带（即脐带）。

（3）7 周人胚。顶臀长 10~21 mm。鳃弓因参与颜面、颈的形成而不再可见，眼转向头腹侧面，耳郭形成但位置很低。肢芽分为 3 节，手足板上出现指趾。体节不见。

（4）8 周末人胚。顶臀长 19~35 mm，初具人形，眼睑未形成，眼球裸露。耳郭位置上移，但还较低。上、下肢形成。

6. 胎膜（胚胎及胎膜与子宫关系模型）　在模型上指出下列结构：羊膜、平滑绒毛膜、包蜕膜、壁蜕膜、羊膜腔、胚外体腔和子宫腔。①绒毛膜：由滋养层和衬于其内的胚外中胚层发育而成。绒毛膜包在胚胎和其他附属结构的最外层，直接与子宫蜕膜接触。与包蜕膜相邻接的绒毛逐渐退化，称为平滑绒毛膜，与底蜕膜相邻接的绒毛则生长茂密，称为丛密绒毛膜。②羊膜：由羊膜上皮与胚外中胚层组成。羊膜在胚胎的腹侧包裹体蒂，形成原始脐带。③卵黄囊（黄色）：位于原始消化管的腹侧，被包入脐带内。④尿囊（黄色）：它是卵黄囊尾侧向体蒂长出的一条盲管。⑤脐带：外被覆羊膜，内含黏液性结缔组织，结缔组织内有闭锁的卵黄囊、脐尿管、2 条脐动脉和 1 条脐静脉。

7. 胎盘

（1）胎盘模型。胎盘（placenta）呈圆盘状。一面粗糙不平，为母体面；另一面光滑，为胎儿面。母体面上有浅沟交错，把胎盘分为许多胎盘小叶，可见子宫动、静脉（红、浅蓝）的断面。胎儿面有脐带附着，脐带表面光滑，内有 1 条静脉（红）和 2 条动脉（蓝）走行。血管在脐带附着于胎盘处分成许多走向胎盘边缘的分支。

胎盘断面上，胎儿面附着羊膜（青）。由胚外中胚层（粉）构成的绒毛膜板及其发出的许多绒毛干和绒毛组成绒毛膜。绒毛膜板中有动、静脉分支走行，其末梢进入绒毛中轴，为毛细血管。绒毛表面包有细胞滋养层与合体滋养层（绿、蓝）。绒毛与基蜕膜间有空隙（红），为绒毛间隙。滋养层细胞爬行于基蜕膜表面（绿、蓝），形成滋养层

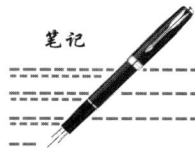

壳。基蜕膜突入绒毛间隙的部分为胎盘隔。子宫动、静脉经基蜕膜开口于绒毛间隙中。

（2）胎盘标本。足月胎盘为圆盘状，直径为 15~20 cm，中央厚，周边薄，平均厚度约为 2.5 cm。胎盘的胎儿面呈灰白色，光滑，有羊膜覆盖，近中央有脐带附着。脐带内含 1 对脐动脉和 1 条脐静脉，透过羊膜可见脐血管分支由中央向周边走行。胎盘的母体面粗糙，呈暗红色，凹凸不平，分为 15~20 个胎盘小叶。

**【实验作业】**

（1）完成医学形态学数字化教学平台的线上章节练习。
（2）描述卵裂、胚泡的形成和植入过程。

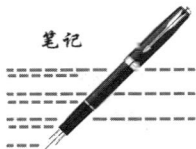

# 第七章 病理学

## 实验一 细胞和组织的适应、损伤与修复

### 【实验目的】

（1）掌握萎缩、肥大、增生、化生的概念和形态特点，常见变性的概念、好发部位和形态特点，细胞死亡的类型、基本病理变化，各型坏死的大体形态特点，以及肉芽组织的形态特点和功能。

（2）熟悉萎缩、肥大、增生、化生的临床病理意义，各种变性、坏死的相互关系及其后果，以及一期愈合与二期愈合的区别。

（3）了解脑萎缩、心脏肥大的临床意义，以及创伤愈合与骨折愈合的类型和特点。

### 【实验材料】

1. 大体标本 Ⅰ-1 肾压迫性萎缩，Ⅰ-2 肝水肿，Ⅰ-3 肾水肿，Ⅰ-4 肝脂肪变性，Ⅰ-5 脾被膜玻璃样变性，Ⅰ-6 脾凝固性坏死，Ⅰ-7 肾结核（干酪样坏死），Ⅰ-8 肺多发性小脓肿（液化性坏死），Ⅰ-9 脑液化性坏死（脑软化），Ⅰ-10 足干性坏疽，Ⅰ-11 小肠的湿性坏疽，Ⅰ-12 心脏肥大（高血压病心脏）。

2. 组织切片 组1 肾细胞水肿，组2 肝细胞水肿，组3 肉芽组织，组4 心肌萎缩，组5 弥漫性肝脂肪变性，组8 脾被膜的玻璃样变性，组12 脾结核的干酪样坏死。

3. 仪器 光学显微镜，医学形态学数字化教学平台。

### 【实验内容】

（一）大体标本观察

1. Ⅰ-1 肾压迫性萎缩 标本来自患有先天性输尿管畸形的小儿，其尿液排出通道梗阻导致尿液集聚于肾盂内，肾盂扩张，肾实质受压而萎缩。正常成人的肾长 8~10 cm，宽约 5 cm，厚度约为 4 cm。该肾脏体积增大，原因是尿液集聚于肾盂内，压迫肾实质，使之向四周扩张，导致肾脏的体积增大，但是肾实质却因受压而发生萎缩。肾实质的萎缩导致肾脏重量减轻。切面可见肾盂及肾盏明显扩张，呈囊状，实质变薄，皮质与髓质界限不清。除输尿管畸形外，尿道内有结石、肿瘤等导致尿路梗阻的因素存在时均可发生肾压迫性萎缩。

2. Ⅰ-2 肝水肿 由于肝细胞水肿，细胞体积增大，所以整个肝脏的体积轻度肿大，被膜紧张，表面光滑。切面：肝实质肿胀、隆起，失去正常光泽，犹如被水煮过一样。

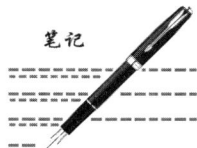

间质及胆道等管道相对下陷，切面的边缘部外翻。

3. I-3 肾水肿　肾脏轻度肿大，表面光滑，被膜紧张，已有部分被膜发生剥离。切面：组织隆起，边缘外翻，色泽变淡、混浊，皮质和髓质分界模糊，肾间质相对凹陷。

4. I-4 肝脂肪变性　该标本是小儿的肝脏，有胆囊。肝脏轻度肿大，包膜紧张，边缘变钝。表面及切面颜色变黄，有油腻感，光滑，质地均匀、较软。切面：肝实质略隆起，间质下陷。其切面较平，原因为标本采用甲醛固定，甲醛有一定的收缩作用，导致细胞体积回缩，细胞间的压力也减小，所以实质的隆起并不明显。

5. I-5 脾被膜玻璃样变性　该脾发生了淤血，导致实质细胞变性。脾体积增大，从侧面看被膜明显增厚，色灰白，质韧。切面可见增厚的被膜致密，呈半透明，好像毛玻璃，还可见到大量的棕黄色含铁结节。

6. I-6 脾凝固性坏死　脾由于动脉血流阻断，发生缺血性坏死而肿大。切面：可在标本的下方见一灰白色的坏死灶，坏死灶干燥、质地致密，呈扇形，这主要与脾的血液供应有关。脾、肾等有门的器官其动脉呈锥体形分布，所以梗死灶呈锥体形，在切面上呈楔形或三角形，其尖端为血流阻塞部位，其底边为脾被膜。坏死灶的边界与正常组织界限清楚，周边有一圈黑褐色的充血出血带。

7. I-7 肾结核（干酪样坏死）　结核病引起的坏死是特殊的凝固性坏死。肾脏体积略微增大，表面凹凸不平。切面可见多个坏死灶，坏死物质大多崩解、脱落，形成多个空洞。空洞内残存有灰黄色物质，质地松软，类似干酪。

8. I-8 肺多发性小脓肿（液化性坏死）　该组织为小儿的全肺，肺叶分为左侧2 叶、右侧3 叶。肺表面不光滑，有絮状渗出物。切面可见多个散在的小脓肿，脓液呈淡黄色，大多数脓液已流出，形成脓腔。

9. I-9 脑液化性坏死（脑软化）　脑实质轻度水肿，脑回变宽，脑沟变浅、变窄。切面可见脑实质内软化灶形成，软化的脑组织液化，形成不规则的空腔，空腔边缘残存的坏死脑组织呈疏松的絮网状结构。

10. I-10 足干性坏疽　标本为外科手术切除的肢体。足前部皮肤变为灰黑色，干枯，质地发硬，皱缩。坏死组织与正常组织分界清楚。

11. I-11 小肠的湿性坏疽　儿童容易发生肠套叠，肠系膜血管受压，造成局部循环障碍，肠管坏死。病变肠管被手术切除。可看到典型的肠套叠结构，一段肠管套入相邻的肠管内。部分肠管坏死，坏死肠管肿胀、变粗，表面及切面呈灰黑色，坏死肠管与正常肠管之间无明显分界。

12. I-12 心脏肥大（高血压病心脏）　心脏体积明显增大，重量增加。成年人的心脏长径一般为12~14 cm，横径为9~11 cm，前后径一般为6~7 cm。病变心脏的左心室肌层明显增厚（正常厚度为0.8 cm 左右，小于1 cm）。乳头肌、肉柱均增粗。

（二）切片标本观察

1. 组1 肾细胞水肿　低倍镜下见肾小球与肾小管，故可判断标本为肾组织。近曲小管上皮细胞肿胀，体积明显增大，胞质疏松、淡染，导致管腔狭窄甚至完全闭塞。高倍镜下见近曲小管上皮细胞体积增大，胞质内布满细小、均匀的红染颗粒，为肿大的线粒体和内质网。细胞核无明显改变。上皮细胞之间界限不清，甚至可见上皮细胞破裂。有的上皮细胞脱落在管腔内，为坏死后自溶的表现。肾间质内血管被挤压而变得稀少。

2. 组2 肝细胞水肿

（1）低倍镜观察。肝小叶结构紊乱，肝索拥挤，不易辨认。肝细胞肿大，大小不等，肝窦扭曲、狭窄、闭塞。

（2）高倍镜观察。肝细胞胞质疏松、变空，呈网状或透明；细胞核悬浮于中央，但染色变浅。

3. 组3肉芽组织　标本取材于皮肤损伤后一周的创面处肉芽组织，新生的毛细血管多，成纤维细胞多，炎症细胞多，胶原纤维少。①新生的毛细血管：内皮细胞肥大，数目也比较多，排列方向与表面垂直。②成纤维细胞：分散存在于新生的毛细血管间，数目比较多，细胞肥大，大多呈梭形；细胞核较大，呈卵圆形，染色浅，核仁明显；胞质较丰富，呈弱嗜碱性。③炎症细胞：包括中性粒细胞、淋巴细胞、浆细胞、巨噬细胞、嗜酸性粒细胞等。细胞间质疏松，多为液体成分。

4. 组4心肌萎缩　心肌纤维较正常缩小，但肌原纤维及横纹尚清楚。有的心肌细胞核两端可见折光性较强的棕色颗粒，为脂褐素颗粒。

5. 组5弥漫性肝脂肪变性

（1）低倍镜观察。区分肝小叶结构、汇管区，病变位于小叶中央静脉或小叶周边部。肝小叶结构基本存在，大部分肝细胞体积增大，肝窦扭曲、狭窄甚至消失。

（2）高倍镜观察。大部分肝细胞胞质内有大小不等、分布不均、边界清楚的圆形空泡，空泡大者其细胞核被挤至细胞一侧（空泡系脂滴在制片过程中被乙醇、二甲苯溶解所致）。

6. 组8脾被膜的玻璃样变性　脾窦轻度扩张充血，可见含有含铁血黄素的巨噬细胞。脾被膜明显增厚，为均匀红染、无结构的物质，内含有少量梭形细胞（纤维细胞），有些部位的脾被膜尚未发生明显的玻璃样变性，可见纤维成分。

7. 组12脾结核的干酪样坏死

（1）低倍镜观察。脾的结构大部分被破坏，呈红染、无结构的细颗粒状，有的组织切片可见蓝染的颗粒状或片状钙盐沉积，坏死区周围有结核性肉芽肿。

（2）高倍镜观察。坏死彻底，既无细胞结构，亦不见细胞的轮廓。

【实验作业】

（1）完成医学形态学数字化教学平台的线上章节练习。

（2）绘图。绘出肉芽组织的镜下特点。

# 实验二　局部血液循环障碍

一、淤血、出血

【实验目的】

（1）掌握充血、淤血、出血的概念，以及大体标本和切片标本的形态特点、临床表现，了解其发生机制。

（2）掌握淤血、出血的类型和可能引起的后果。

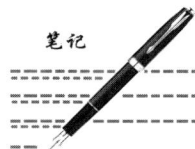

【实验材料】

1. 大体标本　Ⅱ-1慢性肝淤血（槟榔肝）。
2. 切片标本　血1慢性肺淤血（早期），血2慢性肺淤血（晚期），血3慢性肝淤血。
3. 仪器　光学显微镜，医学形态学数字化教学平台。

【实验内容】

（一）大体标本观察

Ⅱ-1慢性肝淤血（槟榔肝）：肝脏体积增大，包膜紧张，边缘钝圆，表面光滑；切面可见均匀、弥漫分布的暗紫色小点，周围则分布着灰黄色的小点，有些小点已相互融合，呈条索状，形成的褐黄相间的图案与槟榔的切面相似，故称之为槟榔肝。

（二）切片标本观察

1. 血1慢性肺淤血（早期）　镜下可辨认为肺组织。绝大部分肺泡内充满均匀一致的淡红色水肿液，有的还含有白细胞和红细胞。肺泡隔增宽，毛细血管高度扩张、充血，向肺泡腔内突出如念珠状，其中充满红细胞。

2. 血2慢性肺淤血（晚期）

（1）低倍镜观察。肺泡壁因淤血及结缔组织增生而增厚，肺泡腔狭窄，肺组织内大、小血管均充血，肺泡腔内有大量心力衰竭细胞。

（2）高倍镜观察。肺泡壁小静脉、毛细血管扩张淤血；肺泡腔内可见漏出的红细胞、脱落的肺泡上皮细胞和吞噬大量含铁血黄素的巨噬细胞（即心力衰竭细胞）。

（3）心力衰竭细胞的特点。细胞体积较大，呈圆形或椭圆形，胞质内充满棕黄色的含铁血黄素颗粒，颗粒具有折光性。在肺泡腔内和肺泡壁内还可以见到一些吞噬了黑色尘粒的巨噬细胞，被称为尘细胞。

3. 血3慢性肝淤血

（1）低倍镜观察。肝小叶中央部明显淤血（淤血的中央可找到中央静脉），一片红染，部分淤血的小叶相互沟通。

（2）高倍镜观察。肝小叶中央静脉及其周围的肝血窦高度扩张、淤血，该区的肝细胞部分受压萎缩甚至消失，淤血周边区的肝细胞有不同程度的脂肪变性。严重时相邻肝小叶的淤血区因扩张而与邻近小叶的淤血区相互连接。

**二、血栓形成、栓塞、梗死**

【实验目的】

（1）掌握血栓形成、栓塞、梗死的概念，各类型梗死的形态特点，以及血栓形成的条件。
（2）熟悉血栓的类型和可能引起的后果。
（3）了解各类梗死的原因和后果。

【实验材料】

1. 大体标本　Ⅱ-2静脉混合血栓，Ⅱ-3脾贫血性梗死，Ⅴ-5亚急性细菌性心内膜炎。

2. 切片标本　血 4 混合血栓，血 5 血栓机化再通，血 6 肾贫血性梗死。

3. 仪器　光学显微镜，医学形态学数字化教学平台。

## 【实验内容】

（一）大体标本观察

1. Ⅱ-2 静脉混合血栓　标本为一已被剪开的静脉。可见静脉腔内有一条圆柱状固体物附着于内膜面。该固体物较干燥，表面粗糙，质松脆，无光泽，表面呈黄白色与棕红色相间的条纹和波纹状隆起。血管腔略扩张，内膜粗糙，血栓（即固体物）与之紧密黏附。血栓的头、体、尾分界不清。

2. Ⅱ-3 脾贫血性梗死　表面可见脾淤血性肿大。切面见一楔形坏死灶，尖端指向脾门。肾、脾、肺等有门的器官梗死时，因其动脉呈锥体形分布，故梗死灶呈锥体形，在切面上呈楔形或三角形。坏死区呈灰白色，质地较实，周围有充血出血带，与周围组织分界清楚。

3. Ⅴ-5 亚急性细菌性心内膜炎　主动脉瓣变性、缺损，残缺瓣膜的心房面可见大小不等的灰红色赘生物附着。赘生物呈菜花状，质松脆，与瓣膜附着不牢。二尖瓣瓣膜增厚，左心室扩张，壁增厚（约为 1.5 cm），乳头肌及肉柱增粗、拉长、变扁。

（二）切片标本观察

1. 血 4 混合血栓

（1）低倍镜观察。血栓中可见许多淡红色、粗细不等的珊瑚状血小板小梁（血小板小梁由许多细颗粒状的血小板构成），呈不规则分支状，与血管壁紧密相连，边缘附有一些中性粒细胞；血小板小梁之间为丝网状、浅红色（或深红色）的纤维素及较多的红细胞。

（2）高倍镜观察。淡红色小梁即血小板小梁，小梁之间有少量纤维素（呈红染的细丝状，交织成网），其中有大量红细胞和少许白细胞。

2. 血 5 血栓机化再通　镜下为结缔组织和肌组织，其中有几个大小不等的静脉。静脉腔内已不见血栓的痕迹，可见一个由多层平滑肌细胞围成的完整血管腔，腔内血栓已被肉芽组织机化，因而充满大量结缔组织。结缔组织内可见几个大小不等的小血管。

3. 血 6 肾贫血性梗死　先用肉眼观察，组织切片标本中有一不规则（略呈楔形）的伊红染色区，其周围组织略呈紫红色。低倍镜观察：先辨认其为肾组织，伊红淡染区内依稀可见模糊的肾组织轮廓，如肾小球、肾小管，但细胞有明显的坏死特征，如核浓缩、核碎裂、核溶解；外围肾组织内细胞核仍存在；坏死区周边毛细血管扩张、充血，可见炎症细胞浸润（即充血出血带）。

## 【实验作业】

（1）完成医学形态学数字化教学平台的线上章节练习。

（2）绘图。绘制出慢性肝淤血的镜下特点。

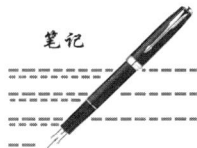

# 实验三 炎 症

## 【实验目的】

（1）掌握炎症基本病理过程的形态变化和各类炎症的病变特点。

（2）了解炎症的发生、发展和结局，以及各类炎症的意义。

## 【实验材料】

1. 大体标本 Ⅲ-1 纤维素性心包炎（绒毛心），Ⅲ-2 假膜性结肠炎，Ⅲ-3 急性蜂窝织性阑尾炎，Ⅲ-4 慢性阑尾炎急性发作，Ⅲ-5 化脓性脑膜炎，Ⅲ-6 慢性胆囊炎，Ⅲ-7 急性扁桃体炎，Ⅲ-8 肺炎性假瘤，Ⅲ-9 胸膜粘连，Ⅲ-10 败血脾。

2. 组织切片 炎1 急性蜂窝织性阑尾炎，炎2 慢性胆囊炎，炎3 化脓性脑膜炎，炎5 慢性阑尾炎，炎6 假膜性结肠炎（细菌性痢疾），炎7 纤维素性心外膜炎。

3. 仪器 光学显微镜，医学形态学数字化教学平台。

## 【实验内容】

（一）大体标本观察

1. Ⅲ-1 纤维素性心包炎（绒毛心） 表面观：壁层心包已被剪开，可见增厚。心包的脏层（心外膜）表面粗糙，可见灰黄色绒毛状或絮片状的渗出物，渗出物粗糙、混浊而无光泽，分布较均匀。此渗出物为纤维素，由于心脏的搏动，在心外膜上呈绒毛状，因此此时病变心脏又被称为"绒毛心"。

2. Ⅲ-2 假膜性结肠炎 表面有灰白色的膜状物覆盖，并有小片的脱落，形成多处浅表性溃疡。膜状物的形成是因为渗出物中有大量的纤维素，其与肠壁坏死组织、中性粒细胞、细菌等一起形成假膜。中性粒细胞坏死后释放出的蛋白溶解酶作用于假膜，使纤维素和坏死组织发生溶解、液化，假膜脱落，形成溃疡，临床表现为脓血样便。结肠肠壁因充血、水肿而增厚。

3. Ⅲ-3 急性蜂窝织性阑尾炎 标本容器中有一正常的阑尾，长 5~7 cm，表面呈灰白色。病变阑尾体积增大、肿胀，浆膜面可见黑线状的隆起物，为小血管扩张充血所致，部分区域有灰黄色的脓性渗出物。切面显示阑尾全层充血、水肿，管壁增厚。

4. Ⅲ-4 慢性阑尾炎急性发作 该标本增粗、肿胀变形，很难辨认出是阑尾。阑尾表面凹凸不平，非常粗糙，可见隐约不清的血管扩张，有大量灰黄色渗出物覆盖，有的区域可见出血。仔细观察，阑尾尾部的下方有穿孔。

5. Ⅲ-5 化脓性脑膜炎 脑膜表面血管高度扩张、充血，似蚯蚓。脑皮质水肿使脑回变宽，脑沟变窄、变浅。蛛网膜下隙的某些部位有灰黄色的脓性渗出物。

6. Ⅲ-6 慢性胆囊炎 胆囊已被切开。胆囊体积增大，外表面可见血管扩张、充血而呈黑褐色。胆囊腔扩张，囊壁受反复炎性损害，在修复过程中，水肿、纤维增生使囊壁增生变厚。胆囊黏膜粗糙，皱襞消失；黏膜表面有黑色的碎末状物质，是坏死的黏膜脱落所致。

7. Ⅲ-7 急性扁桃体炎　大部分急性炎症的病理变化以变质、渗出为主，但也有例外，如急性扁桃体炎。手术切除的扁桃体，其体积肿大（腺体增生肥大和渗出所致），质地较韧。部分区域的黏膜表面覆盖有灰白色的渗出物。

8. Ⅲ-8 肺炎性假瘤　手术切除的部分肺叶，其中见一 3 cm×4 cm 的圆形病灶。病灶呈不均匀的灰白色、灰黄色，有的区域呈半透明软骨样。病理学检查显示瘤状物由增生的肺泡上皮、增生的血管、肺泡内出血及含铁血黄素沉积、巨噬细胞、淋巴细胞、浆细胞等构成，因此颜色不均匀。病灶与正常肺组织的界限清楚。

9. Ⅲ-9 胸膜粘连　胸膜表面原有的纤维素性渗出物已机化为黄白色纤维结缔组织，导致局部胸膜增厚，其结构致密，具有光泽。原脏层胸膜与壁层胸膜粘连在一起，标本上壁层胸膜已被剥离。

10. Ⅲ-10 败血脾　脾缩小，部分被膜皱缩。切面灰暗、粗糙、疏松，大片实质坏死、脱落。切面上有一楔形梗死区域未有上述病理改变，原因是楔形区域的血管中有一栓子，栓子引起部分区域梗死，这是血栓对机体的不利影响；但同时血栓对机体也有其有利的一面：血栓可防止病原菌沿血道向远处传播，从而使梗死区未有病原菌侵入。

（二）切片标本观察

1. 炎 1 急性蜂窝织性阑尾炎　标本切片为阑尾的横断面。阑尾各层的结构基本可以认出。黏膜层、黏膜下层、肌层和浆膜层均见较多的中性粒细胞弥漫浸润。毛细血管扩张、充血，部分中性粒细胞变性、坏死，形成脓细胞。部分黏膜坏死、脱落。黏膜下层和浆膜层组织结构疏松，可见淡红色、同质性的浆液渗出。部分浆膜面有红染、丝网状的纤维素被覆。

2. 炎 2 慢性胆囊炎　增厚的胆囊壁中，弥漫浸润着以淋巴细胞、浆细胞为主的炎症细胞，以黏膜层最为显著，且有些炎症细胞呈灶状浸润，似淋巴滤泡。胆囊黏膜完整，黏膜上皮增生形成腺样结构并侵入肌层。胆囊各层中，尚见纤维组织增生。

3. 炎 3 化脓性脑膜炎　软脑膜的血管高度扩张、充血。蛛网膜下隙内充满大量炎性渗出物，以中性粒细胞为主，还可见巨噬细胞、淋巴细胞、浆细胞和纤维素。脑组织未见明显炎性病变。

4. 炎 5 慢性阑尾炎　低倍镜下为阑尾的横切面，可见阑尾壁增厚，但四层结构尚清楚。高倍镜下阑尾壁有不同程度的纤维化和慢性炎症细胞浸润，以黏膜和黏膜下层明显。

5. 炎 6 假膜性结肠炎（细菌性痢疾）　结肠黏膜表层发生坏死，坏死组织与黏膜表面的渗出物（大量纤维素和中性粒细胞）混合在一起，形成膜状结构并被覆在黏膜表面。黏膜下层、肌层和浆膜见充血、水肿及中性粒细胞、淋巴细胞、巨噬细胞浸润。

6. 炎 7 纤维素性心外膜炎　心外膜明显增厚，表面被覆红染的丝状、网状或片状的纤维素，伴有较多的中性粒细胞渗出。其下有轻度增生的毛细血管，还有以淋巴细胞和巨噬细胞为主的炎症细胞浸润。

【实验作业】

（1）完成医学形态学数字化教学平台的线上章节练习。

（2）绘图。绘出急性蜂窝织性阑尾炎的镜下特点。

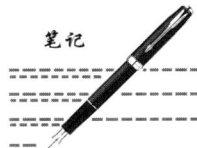

# 实验四 肿 瘤

## 【实验目的】

（1）掌握肿瘤的概念，肿瘤的一般形态、异型性、生长方式和扩散，良、恶性肿瘤的区别，癌与肉瘤的区别，癌前病变、非典型增生及原位癌的概念，以及常见肿瘤的形态学特点。

（2）熟悉肿瘤性增生与非肿瘤性增生的区别，肿瘤生长速度，良、恶性肿瘤对机体的影响，肿瘤的命名原则和分类，以及癌的组织形态特点。

（3）了解肿瘤的分级与分期，以及间叶组织来源肿瘤的形态特点。

## 【实验材料】

1. 大体标本　Ⅳ-1 皮肤乳头状瘤，Ⅳ-2 卵巢浆液性囊腺瘤，Ⅳ-3 卵巢黏液性囊腺瘤，Ⅳ-4 结肠腺瘤，Ⅳ-5 乳腺纤维瘤，Ⅳ-6 皮下脂肪瘤，Ⅳ-7 子宫平滑肌瘤，Ⅳ-8 卵巢畸胎瘤，Ⅳ-9 皮肤鳞状细胞癌，Ⅳ-10 阴茎鳞状上皮癌，Ⅳ-11 食管癌，Ⅳ-12 大肠腺癌，Ⅳ-13 乳腺癌，Ⅳ-14 肾盂移行细胞癌，Ⅳ-15 子宫平滑肌肉瘤，Ⅳ-16 骨肉瘤，Ⅳ-17 肠系膜恶性淋巴瘤，Ⅳ-18 肾母细胞瘤，Ⅳ-19 视网膜母细胞瘤，Ⅳ-20 肝转移性黑色素瘤。

2. 组织切片　肿 1 食管鳞状细胞癌，肿 2 肠息肉样腺瘤，肿 3 皮肤鳞状上皮乳头状瘤，肿 4 结肠腺癌，肿 5 子宫平滑肌瘤，肿 6 平滑肌肉瘤。

3. 仪器　光学显微镜，医学形态学数字化教学平台。

## 【实验内容】

（一）大体标本观察

1. Ⅳ-1 皮肤乳头状瘤　乳头状肿物 1 个，核桃大小，突出于皮肤表面，其基底有一细蒂与皮肤相连，可活动，无浸润现象。

2. Ⅳ-2 卵巢浆液性囊腺瘤　肿瘤为囊状、单房，已切开，淡黄色的浆液已流出。囊壁表面光滑，壁薄，囊壁内面有成簇增生的小乳头，呈小菜花状。

3. Ⅳ-3 卵巢黏液性囊腺瘤　肿瘤为多房性，表面光滑，切面可见许多大小不等的囊腔，腔内充满了灰白色半透明的黏液（固定后凝固成胶冻状）。

4. Ⅳ-4 结肠腺瘤　结肠黏膜表面见多个大小不等的息肉状肿瘤，基底部有蒂与肠壁相连，可活动，周围的肠黏膜光滑。

5. Ⅳ-5 乳腺纤维瘤　圆形结节状肿物，包膜完整。切面呈灰白色，质韧，可见交错的编织状结构。

6. Ⅳ-6 皮下脂肪瘤　肿瘤外观呈分叶状，表面光滑，质软，有灰白色、菲薄的包膜。切面为黄色脂肪组织，隐约可见纤维结缔组织间隔。

7. Ⅳ-7 子宫平滑肌瘤　标本为全切除的子宫，子宫体积明显增大，子宫腔已打开。

子宫壁有多个结节状肿物，结节大小不一，边界清楚，切面呈灰红色，可见肌纤维排列成旋涡状。

8. Ⅳ-8 卵巢畸胎瘤　卵巢表面附有输卵管。肿瘤呈囊状，表面光滑，已切开。囊内原先充满油脂物，油脂物已被去除，部分囊壁向囊腔内增厚形成头节，头节上可见毛发及牙齿。

9. Ⅳ-9 皮肤鳞状细胞癌　肿瘤突出于皮肤表面，呈菜花状，表面有小溃疡形成。切面呈灰白色，质韧，基底宽，不活动，与周围组织界限明显。瘤组织向真皮呈浸润性生长。

10. Ⅳ-10 阴茎鳞状上皮癌　阴茎龟头因肿瘤的生长而增大、变形。肿瘤呈菜花状、灰白色，质脆，有坏死。切面可见灰白色癌组织侵犯至阴茎组织内，与正常组织界限不清。

11. Ⅳ-11 食管癌　食管一段，已被切开，可见食管黏膜肿瘤。肿瘤突出于食管黏膜表面，呈不规则的蕈伞状，表面有出血、坏死，部分区域有溃疡形成。

12. Ⅳ-12 大肠腺癌　大肠一段，已被切开。癌组织呈盘状，向肠腔内突出，呈灰白色，质脆，表面凹凸不平，可见坏死及破溃。切面见癌组织向肠壁呈浸润性生长，使肠壁增厚，肠腔狭窄。

13. Ⅳ-13 乳腺癌　皮肤呈橘皮样外观，乳头凹陷。癌组织的切面呈灰白色，与周围组织分界不清，质地较硬，无包膜。癌组织形状不规则，呈蟹足状伸向脂肪组织，并与脂肪组织交织在一起。

14. Ⅳ-14 肾盂移行细胞癌　标本为手术切除的肾脏，行冠状切开，见肿瘤组织呈灰白色乳头状或绒毛状，并从肾盂黏膜开始向输尿管、肾盏、肾实质呈浸润性生长。

15. Ⅳ-15 子宫平滑肌肉瘤　标本为手术切除的子宫壁肿瘤，肿瘤界限清楚，但无包膜。切面呈灰白色，部分区域有黏液样变。

16. Ⅳ-16 骨肉瘤　股骨下端肿瘤，肿瘤由骨膜处向外生长，呈灰白色，质硬，正常骨组织被破坏，肿瘤同时向软组织内呈浸润性生长。

17. Ⅳ-17 肠系膜恶性淋巴瘤　肠系膜一段，其上见多个大小不等的淋巴结（均比正常淋巴结要大），界限清楚，切面灰白，质均匀，如鱼肉状。部分淋巴瘤组织融合并向周围脂肪组织浸润，肿瘤边界不清。

18. Ⅳ-18 肾母细胞瘤　手术切除的肾脏，切面见一 6 cm×9 cm×11 cm 肿瘤，侵犯肾大部，可见不完整的包膜。瘤组织呈灰白色，质地均匀，部分区域可见出血、坏死、囊性变。

19. Ⅳ-19 视网膜母细胞瘤　手术摘除的眼球，视网膜上见灰白色结节状肿物，质地柔软如脑髓，表面有小出血点及坏死。

20. Ⅳ-20 肝转移性黑色素瘤　肝脏切面见多个黑色小结节，边界不清，无包膜。

（二）切片标本观察

1. 肿1 食管鳞状细胞癌　低倍镜观，大小不等、形态不一的癌细胞团（即癌巢）与周围结缔组织间质界限清楚，并浸润至肌层组织。高倍镜观，分化好的癌巢中心可见角化珠，分化差的癌巢无角化珠及细胞间桥，细胞异型性明显。间质中可见淋巴细胞和浆细胞等。

2. 肿2 肠息肉样腺瘤　肿瘤主要由大量增生的腺体构成，腺体大小不等，排列紊乱。

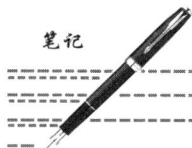

细胞为高柱状，多数为杯状细胞样，细胞核位于基底部。细胞及核的形态、大小较为一致。间质为纤维结缔组织，含少量嗜酸性粒细胞及淋巴细胞等。

3. 肿3 皮肤鳞状上皮乳头状瘤 鳞状上皮明显增生，层次增加，于表面形成乳头状突起。构成肿瘤实质的各层细胞排列整齐，形态与正常鳞状上皮相似。乳头的中心由血管及纤维结缔组织构成肿瘤的间质。

4. 肿4 结肠腺癌 低倍镜观，癌细胞成片排列，形成大小不等、形态不规则的腺管样结构，并侵及黏膜下层、肌层，甚至浆膜层；高倍镜观，癌细胞多呈柱状或立方状，细胞大小不一，核大小不一，核大而深染，并可见较多病理性核分裂象。

5. 肿5 子宫平滑肌瘤 瘤组织呈结节状，包膜完整，与周围正常组织界限清楚。平滑肌瘤细胞为梭形，纵横交错，呈束状或旋涡状排列。瘤细胞胞质丰富、红染，与正常平滑肌细胞较相似，在瘤细胞束之间可见结缔组织及血管（间质）。

6. 肿6 平滑肌肉瘤 瘤细胞较平滑肌瘤更密集，排列更紊乱，弥漫分布，纵横交织成束状或旋涡状。高倍镜观，瘤细胞较大，大小不一，形态各异，可见瘤巨细胞呈梭形或椭圆形，异型性明显（核大、深染，可见较多的病理性核分裂象）。

## 【实验作业】

（1）完成医学形态学数字化教学平台的线上章节练习。

（2）绘图。绘出食管鳞状细胞癌的镜下特点。

# 实验五 心血管系统疾病

## 【实验目的】

（1）掌握动脉粥样硬化的基本病变，冠状动脉及脑动脉粥样硬化的病变特点，以及冠状动脉性心脏病的类型、病变及其后果。

（2）掌握原发性高血压、风湿病的各期病变特点及主要脏器的病变特点、后果，以及慢性心瓣膜病的病变特点、对血流动力学的影响和心脏变化。

（3）熟悉感染性心内膜炎的病变特点及其后果。

（4）了解心肌炎和心肌病的概念、病变特点及其后果。

## 【实验材料】

1. 大体标本 V-1 风湿性疣状心内膜炎，V-2 风湿性心内膜炎，V-3 风湿性二尖瓣狭窄，V-4 风湿性联合瓣膜病，V-5 亚急性细菌性心内膜炎，V-6 高血压性心脏病，V-7 细小动脉硬化性固缩肾，V-8 动脉粥样硬化 A，V-9 动脉粥样硬化 B。

2. 组织切片 循1 动脉粥样硬化，循2 风湿性心肌炎。

3. 仪器 光学显微镜，医学形态学数字化教学平台。

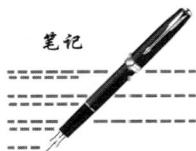

## 【实验内容】

（一）大体标本观察

1. V-1 风湿性疣状心内膜炎　二尖瓣瓣膜闭锁缘上可见串珠状单行整齐排列的粟粒大小的灰白色疣状物，疣状物与瓣膜结合紧密。

2. V-2 风湿性心内膜炎　二尖瓣瓣膜弥漫性增厚，瓣膜相互粘连，三尖瓣瓣膜也有类似病变；乳头肌变粗、变短，腱索也增粗、缩短并相互融合。

3. V-3 风湿性二尖瓣狭窄　从心房面看，二尖瓣瓣膜增厚、变硬、粗糙不平，瓣叶相互粘连，瓣膜口呈鱼口状；左心房肥大、扩张，心内膜粗糙不平，左心室无明显变化。

4. V-4 风湿性联合瓣膜病　二尖瓣瓣膜增厚并相互融合，乳头肌增粗，腱索相互融合；左心房高度扩张，壁变厚，内膜粗糙；三尖瓣瓣膜增厚，乳头肌及腱索增粗、缩短；右心室壁增厚，约 0.8 cm；左心室腔扩张，壁变薄，约 0.4 cm，左心室前壁可见一大小约为 3.0 cm×0.8 cm×0.6 cm 的附壁血栓。

5. V-5 亚急性细菌性心内膜炎　主动脉瓣变形、缺损，残缺瓣膜的心房面可见大小不等的灰红色赘生物附着。赘生物呈菜花状，松脆，与瓣膜的附着不牢固。二尖瓣瓣膜增厚，左心室腔扩张，左心室壁厚约 1.5 cm。乳头肌及肉柱增粗、拉长、变扁。

6. V-6 高血压性心脏病　左心室壁高度肥厚，厚度达 2.3 cm（正常约 0.9 cm），乳头肌明显增粗，心腔不扩张（向心性肥大）；主动脉扩张，内膜有粥样物质沉积。

7. V-7 细小动脉硬化性固缩肾（原发性颗粒性固缩肾）　肾脏体积缩小，质地变硬；表面呈均匀的细颗粒状，颗粒大小较一致，似帽状针头大小；切面见皮质变薄，并有哆开的小动脉断面。

8. V-8 动脉粥样硬化 A　此标本为腹主动脉一段，动脉内膜可见多数粟粒至黄豆大小的灰黄色斑块，斑块凸出于内膜表面，无溃疡形成。

9. V-9 动脉粥样硬化 B　此标本亦为腹主动脉一段；动脉内膜可见较多隆起的斑块，呈淡黄色或灰白色，部分斑块已破溃，形成溃疡；病变在越靠近动脉分支开口处越重。

（二）切片标本观察

1. 循 1 动脉粥样硬化　先肉眼观察切片，可见组织呈带状，中间呈紫红色的条带为主动脉的中膜，一侧稍隆起的为增厚的内膜。镜下见隆起部分为增生的纤维结缔组织（纤维帽），部分已发生玻璃样变性。纤维结缔组织下有一些胞体大、胞质丰富且呈泡沫状、边界不清楚的细胞。内膜深处淡染的区域可见伊红染色的无结构坏死物质，其中可见菱形及针状的空隙（胆固醇结晶在制片时被有机溶剂溶解后留下的空隙）。中膜受压而萎缩变薄。

2. 循 2 风湿性心肌炎　低倍镜下见心肌间质内一些梭形或椭圆形的风湿小体（Aschoff 小体），尤其是血管旁多见。高倍镜下见风湿小体由纤维素样坏死物质、风湿细胞、淋巴细胞、巨噬细胞、成纤维细胞组成。风湿细胞的特点：体积较大，呈圆形、椭圆形或不规则形，胞质丰富，偏嗜碱性，胞核大，单核或多核，染色质集中在核的中央，使核膜内侧形成一透明晕，核呈毛虫状（纵切面）或枭眼状（横切面）。

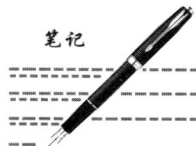

**【实验作业】**

（1）完成医学形态学数字化教学平台的线上章节练习。

（2）绘图。绘制出动脉粥样硬化的镜下特点。

# 实验六　呼吸系统疾病

**【实验目的】**

（1）掌握大叶性肺炎、小叶性肺炎和病毒性肺炎的病变特点。

（2）熟悉慢性支气管炎、支气管扩张、肺气肿和肺源性心脏病的病变特点。

（3）了解硅沉着病和肺癌的病变特点。

**【实验材料】**

1. 大体标本　Ⅵ-1 慢性支气管炎，Ⅵ-2（A、B）肺气肿，Ⅵ-3 大叶性肺炎（红色肝样变期），Ⅵ-4 大叶性肺炎（灰色肝样变期），Ⅵ-5 小叶性肺炎，Ⅵ-6 肺癌（中央型），Ⅵ-7 肺癌（周围型），Ⅵ-8 支气管扩张，Ⅵ-9 慢性肺源性心脏病。

2. 组织切片　呼 1 大叶性肺炎（灰色肝样变期），呼 2 小叶性肺炎。

3. 仪器　光学显微镜，医学形态学数字化教学平台。

**【实验内容】**

（一）大体标本观察

1. Ⅵ-1 慢性支气管炎　左下支气管及分支管腔内面粗糙，可见多个大小不等的小孔（为腺体导管开口增大所致）；左下叶支气管分叉处可见数条纵行的皱襞。

2. Ⅵ-2A 肺气肿　某一肺叶，肺组织柔软而弹性差，边缘钝圆，表面皱缩，指压痕不易消退；切面呈疏松蜂窝状外观。

3. Ⅵ-2B 肺气肿　左肺，体积增大，边缘钝圆，表面与切面改变同Ⅵ-2A，左肺上叶肺泡相互融合，形成肺大疱。

4. Ⅵ-3 大叶性肺炎（红色肝样变期）　右肺下叶上部及上叶外侧肺组织实变，似肝脏外观；切面见实变，肺组织呈暗红色、致密。

5. Ⅵ-4 大叶性肺炎（灰色肝样变期）　右肺上叶大部分及下叶上部肺组织实变，切面实变，肺组织呈致密、灰白色。

6. Ⅵ-5 小叶性肺炎　此标本为小儿全肺及心脏，两肺表面散布着大小不等的灰白色实变病灶，不突出于肺表面；病灶大小不等，直径多为 0.5~1.0 cm，形状不规则，有的发生融合；胸膜光滑，无渗出物。

7. Ⅵ-6 肺癌（中央型）　癌组织发生于右肺上叶支气管，管壁被破坏。癌组织向周围组织浸润，形成形态不规则的灰白色巨大肿块，大小约 4 cm×5 cm。癌组织边界不清，中央可见出血坏死灶。肺门淋巴肿大，切面可见灰白色的转移癌。癌组织周围肺组织呈代偿性肺气肿。

8. Ⅵ-7 肺癌（周围型）　手术切除的肺组织；肺叶外侧有一大小约 4.5 cm×6.0 cm 的灰白色癌结节；癌组织无包膜，边界不清，中央可见出血坏死灶。

9. Ⅵ-8 支气管扩张　肺叶的小支气管呈囊状或圆柱状扩张，扩张支气管的管壁增厚，黏膜也增厚且不光滑。

10. Ⅵ-9 慢性肺源性心脏病　心脏体积明显增大；右心室壁厚约 2.0 cm，乳头肌、肉柱明显增粗，右心腔无明显扩张；各瓣膜无明显改变。

（二）切片标本观察

1. 呼1 大叶性肺炎（灰色肝样变期）　低倍镜下见所有肺泡腔均被渗出物所充填，未见含气肺泡腔。高倍镜下见肺泡腔的炎性渗出物主要为纤维素、中性粒细胞，以及少量巨噬细胞、红细胞。炎性渗出物充填肺泡腔，肺泡壁毛细血管受压、闭塞，充血现象消失；可见纤维素丝穿过肺泡间孔而与相邻肺泡内的纤维素网相沟通。

2. 呼2 小叶性肺炎　低倍镜下病变呈灶状分布，典型的病灶可见病灶中央或周边有炎症的细支气管。病变的细支气管周围的肺组织也有炎性改变，越靠近病变细支气管越明显。病变细支气管壁和肺泡壁充血，腔内有以中性粒细胞为主的炎症细胞渗出，细支气管壁部分上皮细胞发生坏死、脱落。病灶周围可见代偿性肺气肿。

## 【实验作业】

（1）完成医学形态学数字化教学平台的线上章节练习。

（2）绘图。绘出大叶性肺炎（灰色肝样变期）的镜下特点。

# 实验七　消化系统疾病

## 【实验目的】

（1）掌握消化性溃疡、病毒性肝炎、慢性萎缩性胃炎的病变特点和并发症，以及各型肝炎的基本病变的特点及临床病理联系。

（2）掌握门脉性肝硬化的病理形态特点。

（3）熟悉消化道肿瘤和肝癌的病理变化、各肿瘤分型及病变特点，以及胃溃疡的病理形态特点及其与溃疡型胃癌的区别。

## 【实验材料】

1. 大体标本　Ⅶ-1 急性普通型肝炎，Ⅶ-2 急性重型肝炎，Ⅶ-3 亚急性重型肝炎，Ⅶ-4 门脉性肝硬化，Ⅶ-5 胆汁性肝硬化，Ⅶ-6 食管静脉曲张，Ⅶ-7 慢性胃溃疡，Ⅶ-8 溃疡型胃癌，Ⅶ-9 食管癌（蕈伞型），Ⅶ-10 食管癌（溃疡型），Ⅶ-11 食管癌（髓质型），Ⅶ-12 胃癌（弥漫浸润型），Ⅶ-13 结肠癌（息肉型），Ⅶ-14 结肠癌（环状型），Ⅶ-15 结肠癌（黏液癌），Ⅶ-16 肝癌（巨块型），Ⅶ-17 肝癌（结节型），Ⅶ-18 肝癌（弥漫型）。

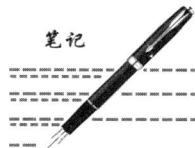

2. 组织切片　消 1 急性普通型肝炎，消 2 慢性胃溃疡，消 3 急性重型肝炎，消 4 慢性肝炎，消 5 门脉性肝硬化。

3. 仪器　光学显微镜，医学形态学数字化教学平台。

【实验内容】

（一）大体标本观察

1. Ⅶ-1 急性普通型肝炎　肝脏肿大，被膜紧张，色泽苍白，边缘外翻。切面上实质隆起，间质相对凹陷。

2. Ⅶ-2 急性重型肝炎　肝脏体积缩小，被膜皱缩，重量减轻，质地柔软。切面较平滑，部分肝组织颜色因淤胆而呈黄色或黄绿色，部分因出血而发红。

3. Ⅶ-3 亚急性重型肝炎　肝脏体积缩小，被膜皱缩，表面略高低不平。表面和切面可见散在的粟粒至黄豆大小的灰白色结节，结节之间肝组织结构不清，呈萎缩状。

4. Ⅶ-4 门脉性肝硬化　肝脏体积缩小，质地变硬。肝脏表面和切面布满了大小较一致的小结节，为绿豆至黄豆大小，颜色呈灰黄色，边界清楚。结节间为纤维结缔组织，宽窄比较均匀一致。

5. Ⅶ-5 胆汁性肝硬化　肝脏体积缩小，质地变硬，呈黄绿色外观。表面较光滑，可见均匀的细小颗粒突起。切面因胆汁淤积而呈暗绿色，假小叶呈斑点状，其间有灰白色纤维分隔。

6. Ⅶ-6 食管静脉曲张　标本为患者的食管及胃。食管黏膜下段可见扩张增粗且弯曲的静脉，正常食管黏膜不呈现此种现象。

7. Ⅶ-7 慢性胃溃疡　标本为手术切除胃的一部分。胃黏膜底部可见一个直径 1 cm 左右的圆形溃疡。溃疡边缘整齐，底部平坦，有少许炎性渗出物附着。溃疡四周的黏膜皱襞呈放射状（因溃疡底部瘢痕组织的牵拉而呈放射状）。溃疡深达肌层。

8. Ⅶ-8 溃疡型胃癌　标本为手术切除胃的一部分。胃黏膜可见一个直径 1.5 cm 的圆形溃疡。溃疡形状不规则；边缘隆起，似火山口状；底部高低不平，为灰白色的癌组织；溃疡周围黏膜被破坏、中断。切面上见肿瘤向肌层浸润。

9. Ⅶ-9 食管癌（蕈伞型）　食管一段（已切开），食管黏膜表面有一蕈伞样肿物。肿物呈椭圆形，蕈伞样向管腔隆起，基底部较小；肿瘤表面缺血、坏死，脱落形成溃疡。

10. Ⅶ-10 食管癌（溃疡型）　食管一段（已切开），食管黏膜面有一沿食管长轴生长的巨大溃疡型肿物，直径为 3~8 cm。溃疡边缘隆起，似火山口样；边缘不整齐，呈堤状隆起；底部凹凸不平，有坏死和出血，坏死组织脱落形成溃疡；周围黏膜中断，呈结节状肥厚。

11. Ⅶ-11 食管癌（髓质型）　食管切除标本（管腔已剪开）。灰白色癌组织沿食管壁生长、浸润，管壁均匀增厚；癌肿表面见脑回样皱褶，质脆，中心部坏死；癌肿已累及食管周径大部，使管腔狭窄；肿瘤向肌层浸润。

12. Ⅶ-12 胃癌（弥漫浸润型）　胃标本（已沿胃大弯侧剪开）。癌组织沿胃壁内呈弥漫性浸润，胃壁增厚、变硬，胃腔缩小；黏膜皱襞消失，似皮革，称革囊胃。

13. Ⅶ-13 结肠癌（息肉型）　肠壁变厚，黏膜呈不规则结节状隆起，形成息肉状或菜花状肿物，有蒂或广基。癌组织中央有坏死，脱落形成溃疡。癌侵及肠壁全层。

14. Ⅶ-14 结肠癌（环状型）　切除的肠管一段（已剪开）。可见癌组织向肠壁各层弥漫浸润，使局部肠壁增厚，但表面无明显溃疡和隆起。肿瘤常累及肠管全周伴纤维组织增生，致肠管周径明显缩小，形成环状狭窄。

15. Ⅶ-15 结肠癌（黏液癌）　切除的肠管一段（已剪开）。肿瘤外形各异，可以呈隆起状、溃疡或弥漫浸润，但外观及切面均呈半透明胶冻状。

16. Ⅶ-16 肝癌（巨块型）　切除的肝脏标本（已切开）。肝右叶有一巨大肿物，癌肿直径约 13 cm，呈灰白色，质脆，中心有坏死和出血，无包膜；周围有小卫星癌结节。

17. Ⅶ-17 肝癌（结节型）　肝脏标本（已切开）。肝脏表面和切面有多个圆形或椭圆形、散在分布的癌结节，结节的直径为数毫米至数厘米，有的相互融合成大结节。

18. Ⅶ-18 肝癌（弥漫型）　癌组织弥散于肝脏内，结节不明显，常发生在肝硬化基础上，与肝硬化易混淆。

（二）切片标本观察

1. 消1 急性普通型肝炎　肝小叶结构尚存，肝细胞肿大，肝细胞水肿或发生气球样变，胞质疏松、淡染，甚至有的肝细胞高度肿胀，胞质几乎透明（肝细胞气球样变）。肝窦受压变窄。偶见嗜酸性变性的肝细胞，其胞质浓缩，呈均匀的深红色，核皱缩；进一步发展，则细胞核消失，肝细胞呈均匀红染的小体（被称为嗜酸性小体）。肝小叶内散在点状坏死，坏死仅累及几个肝细胞，坏死肝细胞溶解消失，局部淋巴细胞浸润。有时可见肝巨噬细胞（库普弗细胞）增生、肥大，突出于窦壁；再生的肝细胞体积大，核大、深染，胞质的染色较深，可呈双核。汇管区小胆管增生明显，增生的小胆管的内皮细胞肥大，在增生的小胆管内和某些肝细胞中可见淤胆现象。

2. 消2 慢性胃溃疡　肉眼观察切片，见凹陷缺损处为溃疡。低倍镜下可见溃疡深达肌层，胃壁的黏膜、黏膜下层、肌层的连续性中断。用高倍镜从溃疡底部表面至深部观察：最上层为渗出层（红染的纤维素交织成片状，并有白细胞渗出）；第二层为坏死层（红染的无结构坏死物）；第三层为肉芽组织层（其内可见向着溃疡面生长的新生的血管和成纤维细胞）；第四层为瘢痕组织层，直达胃浆膜。溃疡边缘和底部可见小动脉硬化。

3. 消3 急性重型肝炎　镜下见大片肝细胞溶解、坏死乃至消失，仅有少量存活的肝细胞呈岛屿状排列。肝小叶的正常结构难以辨认。坏死区可见残留的扩张充血的肝血窦和网状纤维支架轮廓。残留的肝细胞呈脂肪变性，并可见毛细胆管淤胆现象。

4. 消4 慢性肝炎　肝小叶结构破坏，肝细胞明显变性坏死，以小叶周边较重。小叶周边界板破坏（碎片状坏死），坏死严重时见坏死带与邻近的肝小叶的中央静脉或门管区相连续（桥接坏死）。坏死灶内可见淋巴细胞为主的炎症细胞浸润。

5. 消5 门脉性肝硬化　肝脏正常结构破坏，出现大小不等的假小叶，由增生的纤维组织包绕。有的假小叶比正常的肝小叶大，有的则较小。假小叶内肝细胞大小不一，排列紊乱，中央静脉偏位或缺如。有的假小叶内，肝细胞发生变性、坏死，肝血窦扩张、充血。假小叶周围的纤维间隔及汇管区有较多的淋巴细胞浸润，可见增生的小胆管。

【实验作业】

（1）完成医学形态学数字化教学平台的线上章节练习。

（2）绘图。绘出门脉性肝硬化的镜下特点。

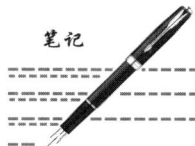

# 实验八　泌尿系统疾病

## 【实验目的】

（1）掌握肾小球肾炎的基本病理变化。

（2）掌握急性弥漫性增生性肾小球肾炎、新月体性肾小球肾炎和慢性硬化性肾小球肾炎的病变特点。

（3）掌握急、慢性肾盂肾炎的病变特点。

（4）了解泌尿系统常见肿瘤的病变特点。

## 【实验材料】

1. 大体标本　Ⅷ-1 急性弥漫性增生性肾小球肾炎，Ⅷ-2 慢性硬化性肾小球肾炎，Ⅷ-3 肾癌，Ⅷ-4 肾盂乳头状移行细胞癌，Ⅷ-5 慢性肾盂肾炎，Ⅷ-6 膀胱移行细胞癌。

2. 组织切片　泌 1 急性弥漫性增生性肾小球肾炎，泌 2 慢性硬化性肾小球肾炎，泌 3 慢性肾盂肾炎，泌 4 新月体性肾小球肾炎。

3. 仪器　光学显微镜，医学形态学数字化教学平台。

## 【实验内容】

（一）大体标本观察

1. Ⅷ-1 急性弥漫性增生性肾小球肾炎　肾脏体积增大，重量增加，包膜紧张、易于剥离；肾脏表面光滑，呈暗红色（充血），故被称为"大红肾"。切面上皮质增厚，髓质充血，皮、髓质分界清楚。部分病例的肾脏表面及切面见散在的粟粒大小的出血点，被称为"蚤咬肾"。

2. Ⅷ-2 慢性硬化性肾小球肾炎　肾脏体积明显缩小，重量减轻，质稍硬。表面可见弥漫分布着细小的颗粒，故被称为继发性颗粒性固缩肾。切面可见肾皮质明显变薄，皮、髓质分界不清。

3. Ⅷ-3 肾癌　肿瘤可发生于肾脏各部，多见于肾脏上、下两极，上极尤多见。切面见肿瘤已将肾盂及大部分肾组织破坏，只能见到较少的正常肾组织。肿瘤呈灰黄色，间有紫红色、质软的出血坏死区，部分区域有囊性变，肿瘤与正常肾组织的界限较清楚。

4. Ⅷ-4 肾盂乳头状移行细胞癌　将手术切除的肾脏行冠状切开。切面见一较大的肿物充满肾盂，肾盂黏膜大部分被破坏；肿物呈灰白色，由无数微细的乳头状增生物组成。有些区域结构疏松，伴出血和坏死。

5. Ⅷ-5 慢性肾盂肾炎　病变发生于单侧或双侧肾脏，若发生于双侧，则双肾大小、形状不对称。病变肾脏体积缩小，表面见灰白色不规则的凹陷性瘢痕；切面上皮、髓质界限不清，肾乳头萎缩，肾盏和肾盂因瘢痕收缩而变形，肾盂黏膜粗糙、增厚。

6. Ⅷ-6 膀胱移行细胞癌　手术切除膀胱一部分，可见肿瘤位于膀胱侧壁和三角区近输尿管开口处，单发，大小不等，直径为数毫米到数厘米，呈乳头状、息肉状或扁平的突起状，并向深层浸润，切面呈灰白色，有坏死和出血。

（二）切片标本观察

1. 泌1急性弥漫性增生性肾小球肾炎　病变弥漫存在，大部分肾小球体积增大，细胞数量增多，以内皮细胞和系膜细胞为主，中性粒细胞和单核细胞浸润其间。部分肾小球毛细血管基底膜厚薄不一，呈嗜酸性染色，结构模糊，似纤维素，故称之为纤维素样坏死；近曲小管上皮细胞水肿，管腔内见各种管型（蛋白管型、细胞管型和颗粒管型等）；间质充血、水肿，有少量炎症细胞浸润。

2. 泌2慢性硬化性肾小球肾炎　病变弥漫存在，大部分肾小球变为"纤维球""玻璃球"，相应的肾小管萎缩，被纤维组织代替，其中可见多少不等的淋巴细胞浸润。因间质纤维化、收缩，使纤维化、玻璃样变性的肾小球相互靠拢、集中，这被称为"肾小球集中现象"。部分残存的肾小球代偿性肥大，相应肾小管扩张，管腔内见各种管型。肾间质纤维组织增生，淋巴细胞、浆细胞浸润，间质内小动脉硬化。

3. 泌3慢性肾盂肾炎　低倍镜下见炎性病变呈灶状，分布不均。高倍镜下见病灶内有大量的纤维组织增生伴有淋巴细胞为主的炎症细胞浸润，有时可见纤维化及玻璃样变性的肾小球及萎缩的肾小管，病灶之间残存完好的肾单位，少数发生代偿性肥大、扩张。间质细小动脉硬化。

4. 泌4新月体性肾小球肾炎　病变弥漫存在。多数肾小球体积增大，肾小囊壁层上皮增生，突向肾小球囊腔，形成新月体（环状体），使肾小球毛细血管丛受压，管腔闭塞，部分肾小球出现纤维化、玻璃样变性。

## 【实验作业】

（1）完成医学形态学数字化教学平台的线上章节练习。

（2）绘图。绘制出新月体性肾小球肾炎的镜下特点。

# 实验九　传染病

## 【实验目的】

（1）掌握结核病的基本病理变化及其转归、原发性肺结核的病变特征及其恶化方式、继发性肺结核的类型及其病变特征。

（2）熟悉伤寒、细菌性痢疾、流行性乙型脑炎、流行性脑脊髓膜炎的病变特征。

（3）了解肺外器官（肠、腹膜、肾、骨等）结核的病变特征。

## 【实验材料】

1. 大体标本　Ⅸ-1急性粟粒性肺结核，Ⅸ-2脾粟粒性肺结核，Ⅸ-3慢性粟粒性肺结核伴急性空洞形成，Ⅸ-4慢性纤维空洞型肺结核，Ⅸ-5干酪样肺炎，Ⅸ-6肺结核球，Ⅸ-7结核性脑膜炎，Ⅸ-8肾结核，Ⅸ-9肠结核，Ⅸ-10细菌性痢疾。

2. 组织切片　传1急性粟粒性肺结核，传2慢性纤维空洞型肺结核，传3流行性乙

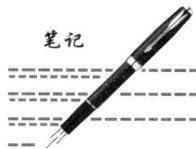

型脑炎，传4伤寒，传5流行性脑脊髓膜炎。

3. 仪器　光学显微镜，医学形态学数字化教学平台。

## 【实验内容】

（一）大体标本观察

1. Ⅸ-1急性粟粒性肺结核　可见肺叶组织，切面可见散在分布的灰黄色、稍隆起、境界清楚、大小较一致的粟粒状结节。

2. Ⅸ-2脾粟粒性结核　部分脾组织，脾切面可见弥漫分布的、境界清楚的灰白色、粟粒大小、形态相似的结节状病灶。这是全身粟粒性结核的一部分。

3. Ⅸ-3慢性粟粒性肺结核伴急性空洞形成　可见部分肺组织。切面可见多个大小不等的灰白色病灶，小的粟粒大，大的似花生米大。部分病灶已彼此融合，病灶中央液化，形成边缘不齐、形态不规则的薄壁空洞（急性空洞）。

4. Ⅸ-4慢性纤维空洞型肺结核　部分肺组织，上部可见大小约为3.0 cm×3.5 cm的椭圆形空洞，壁厚，空洞内附有干酪样坏死物，其附近肺组织纤维化，胸膜增厚。空洞下方肺组织内有新旧不等的干酪样坏死灶，肺内有大量纤维组织增生。

5. Ⅸ-5干酪样肺炎　标本为一肺叶。肺上叶实变，弥漫性密集分布着灰黄色干酪样坏死病灶。标本上可见其中一个圆形的干酪样坏死病灶，直径约3 cm，病灶与肺组织分界清晰，病灶呈分层结构，有灰白色中等厚度的纤维组织包绕，形似洋葱皮样，中间的干酪样坏死有部分液化。干酪性肺炎病情凶险，又称"奔马痨"。

6. Ⅸ-6肺结核球　手术切除的部分肺叶，切面可见球形的干酪样病灶，直径约为3.5 cm，病灶呈分层结构，形似洋葱皮样，层层包绕。

7. Ⅸ-7结核性脑膜炎　脑底及颞叶等处软脑膜表面有灰白色混浊的脓性渗出物，脑膜似毛玻璃样且略增厚，软脑膜表面尚可见数个粟粒样大小的灰白色结节。大脑表面血管扩张、充血，脑沟变浅，脑回变宽。

8. Ⅸ-8肾结核　手术切除的肾脏，体积增大，黏膜粘连，不易剥离。切面、表面均可见大小不等的结核病灶，肾脏一极尚可见结核性空洞形成，空洞内干酪样坏死物已排出。空洞周围肾实质受压，皮质与髓质分界不清。

9. Ⅸ-9肠结核　手术切除的回盲部。局部肠壁高度增厚，肠腔高度狭窄。增厚的肠壁内可见粟粒大小的结核结节。

10. Ⅸ-10细菌性痢疾　结肠黏膜表面有一层灰黄色或灰白色的膜状物覆盖，并有小片的脱落，形成多个浅表溃疡。肠壁充血、水肿、增厚。

（二）切片标本观察

1. 传1急性粟粒性肺结核　肺组织中可见许多大小相似的结节状病灶，病灶常由几个结核结节组成。结核结节的中央可见干酪样坏死，周围是朗汉斯巨细胞和类上皮细胞，再向外可见淋巴细胞及成纤维细胞。

2. 传2慢性纤维空洞型肺结核　切片为肺组织中结核性厚壁空洞的一角。空洞壁内层为干酪样坏死物，空洞壁中层为结核性肉芽组织，由毛细血管、成纤维细胞、类上皮细胞及各种炎症细胞组成，偶见不典型朗汉斯巨细胞，空洞壁外层为增生的纤维结缔组织，空洞外周的肺组织呈肺不张状态并伴有大量炎症细胞浸润，其余肺组织内尚可见结核病灶及广泛纤维化。

3. 传3流行性乙型脑炎 脑灰质及白质交界处有多个筛状软化灶，软化灶内神经组织溶解消失，有的软化灶中可见扩张的小血管及细胞核碎片；脑血管扩张，血管周围间隙扩大，有的血管周围有淋巴细胞和单核细胞围绕（被称为血管淋巴套）和神经胶质细胞核碎片。

4. 传4伤寒 切片取自回肠肿胀的淋巴滤泡。黏膜及黏膜下层的淋巴组织中有大量巨噬细胞增生，此种细胞体积大，胞质丰富，核呈圆形或肾形，胞质内可见其吞噬的红细胞或其他细胞碎片，即所谓伤寒细胞。部分肠黏膜坏死、脱落而形成溃疡。肠壁各层均有出血、水肿、少量淋巴细胞和巨噬细胞浸润。

5. 传5流行性脑脊髓膜炎 蛛网膜下腔高度扩张，充满炎性渗出物，以中性粒细胞为主，还有纤维蛋白及少量淋巴细胞、单核细胞浸润。软脑膜血管高度扩张、充血。

# 实验十　生殖系统和乳腺疾病

## 【实验目的】

（1）掌握子宫颈癌、乳腺癌、葡萄胎、侵袭性葡萄胎及绒毛膜上皮癌的发生部位、病变特点。

（2）熟悉卵巢囊腺瘤的常见类型、形态特点，以及卵巢畸胎瘤的形态特点。

（3）了解阴茎癌的病变特点。

## 【实验材料】

1. 大体标本　X-1子宫颈鳞状细胞癌，X-2恶性葡萄胎，X-3绒毛膜上皮癌，X-4乳腺癌，X-5卵巢囊肿，X-6子宫黏膜下平滑肌瘤，X-7子宫内膜异位症，X-8精原细胞瘤，X-9慢性子宫颈炎。

2. 组织切片　生1子宫颈原位癌，生2子宫颈鳞状细胞癌，生3乳腺浸润性导管癌，生4葡萄胎，生5绒毛膜癌。

3. 仪器　医学形态学数字化教学平台。

## 【实验内容】

（一）大体标本观察

1. X-1子宫颈鳞状细胞癌　子宫颈癌好发于子宫颈外口（鳞状上皮与柱状上皮交界处）。晚期子宫颈癌表现为宫颈肥大，呈息肉、乳头状或菜花状突出于表面。有的癌肿突出于子宫颈表面和阴道部（外生型），有的肿瘤只向子宫颈深部浸润（内生型）。肿瘤组织呈灰白色，质脆，表面有出血、感染、坏死等，甚至形成溃疡。

2. X-2恶性葡萄胎　手术切除的子宫，可见子宫体积增大，子宫腔内和子宫壁肌层内可见多少不等的水泡状物，伴出血、坏死。

3. X-3绒毛膜上皮癌　子宫体积不规则增大，子宫腔扩张，子宫壁增厚，子宫底或子宫体一侧表面或切面可见暗红色、质脆的凝血块样结节突出于子宫腔内。子宫壁肌层内也可见血肿样肿块。

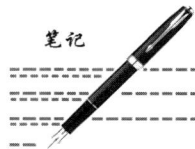

4. X-4 乳腺癌　肿块表面皮肤呈橘皮样外观或酒窝样外观，乳头凹陷，有时表面有溃烂。切面上乳腺正常结构消失，癌肿呈灰白色，质硬，且呈颗粒状，与周围乳腺组织境界不清。癌组织向周围纤维脂肪组织延伸而呈明显的树根状或蟹足状。

5. X-5 卵巢囊肿　肿块呈囊性，单房或多房。囊肿表面光滑，壁薄，囊内壁可有乳头，囊内含清亮浆液（浆液性囊腺瘤）或含白色半透明的黏稠液体（黏液性囊腺瘤）。

6. X-6 子宫黏膜下平滑肌瘤　手术切除的子宫，黏膜下可见多个肿块，肿瘤大小不一，呈球形，质硬，与周围组织界限清楚。切面为灰白色，呈编织状结构。

7. X-7 子宫内膜异位症　手术切除的子宫，异位子宫内膜局限于肌层，使子宫不规则增生，酷似子宫肌瘤。切面可见增生的肌组织也类似肌瘤，呈旋涡样结构，还可见散在的紫褐色陈旧性出血点，且外周无包膜，此种病症被称为子宫腺肌瘤。若异位的内膜弥散分布于整个子宫肌壁，使子宫较均匀地增大，则被称为子宫肌腺病。

8. X-8 精原细胞瘤　手术切除的睾丸，有时体积可达正常体积的 10 倍，少数病例的睾丸大小正常。肿瘤体积大小不一，小者直径仅数毫米，大者直径可达十几厘米，通常直径为 3~5 cm。由于睾丸白膜比较韧而厚，未被肿瘤破坏，故通常睾丸原先的轮廓尚存。切面上瘤组织呈淡黄色或灰黄色、实性，均匀一致如鱼肉，其中往往可见到不规则的坏死区。

9. X-9 慢性子宫颈炎　可见子宫颈外口处的子宫颈阴道部外观呈红色细颗粒状，称宫颈糜烂。糜烂面的边界与正常子宫颈上皮界限清楚。

（二）切片标本观察

1. 生 1 子宫颈原位癌　部分子宫颈鳞状上皮全层被癌细胞取代，细胞排列紊乱、层次不清、极性消失，但基底膜尚完整，间质无浸润。癌细胞有明显的异型性，大小不等，形态不一，核大、深染，核大小、形状不一，染色质增粗，核分裂象易见。有的区域可见原位癌累及腺体的现象。表层鳞状上皮及腺体基底膜均完整。

2. 生 2 子宫颈鳞状细胞癌　低倍镜下辨认子宫颈组织，找出癌灶，可见癌组织呈巢状结构并向深层浸润。在分化好的癌巢中可见癌细胞间桥及癌珠，在分化差的癌巢中可见癌细胞呈明显的异型性并较多核分裂象。

3. 生 3 乳腺浸润性导管癌　癌组织呈实性条索状、不规则巢片状排列，癌巢之间有较致密的纤维组织间质，间质内有大量淋巴细胞浸润。癌细胞有明显的异型性。部分癌巢有排列成腺体的倾向，但无明显的腺腔形成。本切片中部分区域的癌细胞局限于导管内，管壁基底膜完整，呈导管内原位癌改变，单纯癌即由导管内原位癌发展而来。

4. 生 4 葡萄胎　镜下可见滋养叶细胞不同程度增生，部分区域可见成堆的滋养细胞增生；所有绒毛均明显增大，间质高度水肿；间质血管消失或仅有少数无功能的毛细血管。

5. 生 5 绒毛膜癌　本切片取自子宫肌壁。肌层中见大量成片的癌细胞，癌细胞排列成团块或条索状，无血管和间质，亦无绒毛结构，有明显的出血和坏死。癌组织由异型的细胞滋养细胞和合体滋养细胞混合构成。异型的细胞滋养细胞：胞质丰富、淡染，细胞境界清楚，核呈圆形、空泡状，核膜厚，核仁明显。巨核、怪核和核分裂等易见。异型的合体滋养细胞：细胞融合成片，形态不规则，胞质丰富且染色较红，核呈长椭圆形、深染。

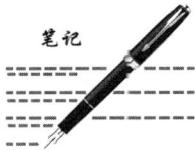

**【实验作业】**

（1）完成医学形态学数字化教学平台的线上章节练习。

（2）绘图。绘出乳腺浸润性导管癌的镜下特点。

# 实验十一　寄生虫病

**【实验目的】**

（1）掌握肠阿米巴病、血吸虫虫卵引起的病变和血吸虫性肝硬化的病变特点。

（2）熟悉肠外阿米巴病的病变特点。

（3）了解肠阿米巴病、血吸虫病的结局。

**【实验材料】**

1. 大体标本　Ⅺ-1A/1B 肠阿米巴病。

2. 组织切片　寄 1 肠阿米巴病。

3. 仪器　光学显微镜，医学形态学数字化教学平台。

**【实验内容】**

（一）大体标本观察

1. Ⅺ-1A 肠阿米巴病　此为结肠一段；散在的病灶略凸起于黏膜表面，中央有小溃疡，周围有充血和出血；切面见溃疡呈口小底大的烧瓶状，病灶间的黏膜相对正常。

2. Ⅺ-1B 肠阿米巴病　此为盲肠一段；肠壁明显增厚，黏膜皱襞消失，有息肉形成，溃疡较少见。

（二）切片标本观察

寄 1 肠阿米巴病：肠壁黏膜缺损，形成有诊断意义的口小底大的烧瓶状溃疡；溃疡深达黏膜下层，溃疡处有较多红染无结构的坏死物；胞质略呈嗜碱性，胞质中见被吞噬的红细胞、淋巴细胞及组织碎片。

**【实验作业】**

完成医学形态学数字化教学平台的线上章节练习。

# 实验十二　内分泌系统疾病

**【实验目的】**

（1）熟悉弥漫性非毒性甲状腺肿和弥漫性毒性甲状腺肿的病变特点。

（2）了解亚急性、慢性淋巴细胞性甲状腺炎的病变特点，以及常见甲状腺肿瘤的病

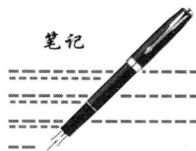

变特点。

**【实验材料】**

1. 大体标本　XII-1 非毒性甲状腺肿（弥漫型），XII-2 非毒性甲状腺肿（结节型），XII-3 甲状腺腺瘤。

2. 组织切片　内 1 弥漫性胶样甲状腺肿，内 2 结节性甲状腺肿，内 3 弥漫性毒性甲状腺肿，内 4 甲状腺乳头状癌。

3. 仪器　光学显微镜，医学形态学数字化教学平台。

**【实验内容】**

（一）大体标本观察

1. XII-1 非毒性甲状腺肿（弥漫型）　甲状腺弥漫性重度肿大，表面光滑、无结节，切面呈棕红色、半透明胶冻状。

2. XII-2 非毒性甲状腺肿（结节型）　甲状腺肿大，表面可见多个大小不一的结节，结节边界清楚，无包膜或包膜不完整。切面常有出血、坏死和囊性变，可伴有钙化。

3. XII-3 甲状腺腺瘤　肿瘤呈圆形或椭圆形，边界清楚，表面光滑，包膜完整；切面多呈实性、灰白色或棕黄色，有出血、坏死、囊性变、纤维化和钙化等。

（二）切片标本观察

1. 内 1 弥漫性胶样甲状腺肿　甲状腺滤泡高度扩大，腔内含浓厚胶质，染色较正常偏红；滤泡上皮呈矮立方形或扁平状；可有小滤泡或假乳头形成；间质无明显异常。

2. 内 2 结节性甲状腺肿　结节不规则，滤泡大小不一，结节周围无包膜或包膜不完整。切面可有出血、坏死、囊性变、钙化、瘢痕形成。

3. 内 3 弥漫性毒性甲状腺肿　滤泡大小、形态不一，上皮呈高柱状，部分呈乳头状增生；滤泡腔内胶质稀薄，近上皮处可见许多吸收空泡；间质血管丰富，明显扩张充血；淋巴组织增生，甚至形成淋巴滤泡。

4. 内 4 甲状腺乳头状癌　癌组织与正常组织间有部分纤维间隔；癌组织有多级分支的乳头状结构；乳头上皮为单层或多层低柱状或立方形细胞；细胞核呈透明或毛玻璃状，无核仁；乳头中心为纤维血管间质；间质中常见同心圆状的钙化小体（砂粒体），癌组织侵犯血管及包膜。

**【实验作业】**

（1）完成医学形态学数字化教学平台的线上章节练习。
（2）绘图。绘制出甲状腺乳头状癌的镜下特点。

笔记

# 第八章　病原生物学与免疫学

## 实验一　细菌基本形态和特殊结构的观察

### 【实验目的】

（1）掌握细菌基本形态和特殊结构的观察方法。

（2）掌握光学显微镜油镜头的使用和维护方法。

### 【实验材料】

1. 示教片　各种球菌、杆菌、弧菌、荚膜、鞭毛、芽孢的示教片。

2. 器材及其他　光学显微镜、载玻片、擦镜纸、香柏油、脱油剂等。

### 【实验内容】

（一）细菌的形态

细菌有 3 种基本类型，即球菌、杆菌、螺形菌。注意观察细菌的大小、形态、排列和染色特性。教学用标本为革兰染色标本，葡萄球菌被染成紫色，大肠埃希菌被染成红色。

1. 球菌　排列方式不同的各种球菌，其革兰染色特性亦不同。

2. 杆菌　大肠埃希菌为革兰阴性短杆菌；炭疽杆菌为革兰阳性杆菌，可见菌体粗大，两端平齐，酷似竹节状。

3. 螺形菌　包括弧菌和螺菌。弧菌为革兰阴性菌，菌体略弯曲，呈逗点状或括弧形。螺菌的弯曲较多，可呈 S 形或海鸥展翅形。霍乱弧菌涂片染色可出现"鱼群状"排列。

（二）细菌的特殊结构

1. 荚膜（肺炎链球菌）　应用 Hiss 荚膜染色法，菌体被染成紫色，荚膜被染成淡紫色或无色。肺炎链球菌为革兰阳性菌，成对排列。在双球菌体外围有一层较厚的透明区域，即为荚膜。

2. 鞭毛（变形杆菌）　应用户田鞭毛染色法，菌体和鞭毛均被染成红色。变形杆菌为革兰阴性菌，通过鞭毛染色，可见菌体周围有数根细长、弯曲的丝状物，即为鞭毛。

3. 芽孢（破伤风梭菌）　应用 Moeller 芽孢染色法，菌体被染成蓝色，芽孢被染成红色。破伤风梭菌为革兰阳性菌。经芽孢染色后，可见菌体顶端有一比菌体宽的圆形结构，即为芽孢。芽孢与菌体相连，形似鼓槌，为细菌中独有的形态。肉毒梭菌菌体次极端有一比菌体宽的椭圆形芽孢，与菌体相连，形似网球拍。

（三）示教标本

1. 细菌的基本形态　葡萄球菌、链球菌、大肠埃希菌、霍乱弧菌。
2. 细菌的特殊结构　肺炎链球菌的荚膜、变形杆菌的鞭毛、破伤风梭菌的芽孢。

## 【实验作业】

1. 线上作业　完成医学形态学数字化教学平台的线上章节练习。
2. 线下作业　绘制细菌的基本形态与特殊结构（用红蓝铅笔绘示意图）。

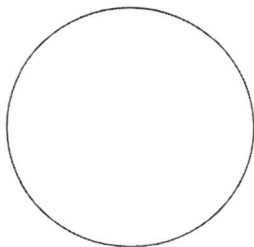 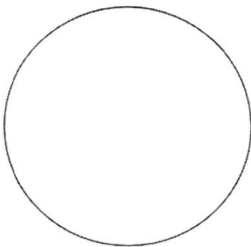 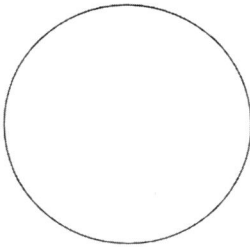

葡萄球菌（　　）　　　　链球菌（　　）　　　　大肠埃希菌（　　）

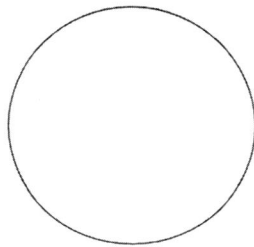 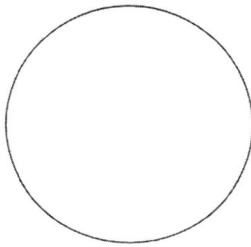 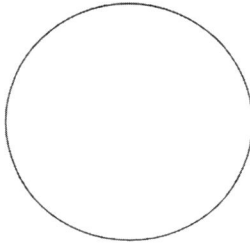

肺炎链球菌（荚膜）　　　变形杆菌（鞭毛）　　　破伤风梭菌（芽孢）

# 实验二　革兰染色法

## 【实验目的】

（1）学习无菌操作技术，掌握细菌涂片的制作方法。

（2）掌握细菌简单染色法和革兰染色法的原理及操作步骤，识别细菌的革兰染色结果。

（3）巩固显微镜油镜的使用方法。

## 【实验材料】

1. 菌种　大肠埃希菌、金黄色葡萄球菌（简称金葡菌）、枯草芽孢杆菌。
2. 其他　革兰染色试剂盒、接种环、盖玻片、生理盐水、酒精灯、吸水纸等。

【实验内容】

细菌染色法分单染法和复染法。单染法是用一种染料染色，所有细菌都被染成一种颜色；复染法是用多种染料对细菌进行染色，不同细菌可被染成不同的颜色。大部分细菌染色的基本程序相同，即涂片→干燥→固定→染色，根据实验目的选择不同的染色方法。在实际工作中，应用最广泛的是革兰染色法。

1. 革兰染色法的原理　主要有 3 个学说。

（1）等电点学说。革兰阳性菌的等电点（pI 2~3）比革兰阴性菌（pI 4~5）低，在同一 pH 条件下，革兰阳性菌所带的负电荷比革兰阴性菌要多，与带正电荷的碱性染料（结晶紫）结合牢固，不易脱色。

（2）化学学说。革兰阳性菌含有大量核糖核酸镁盐，与进入胞质内的结晶紫和碘牢固结合成大分子复合物，不易被 95% 乙醇脱色；而革兰阴性菌中此种物质含量少，故易被乙醇脱色。

（3）通透性学说。革兰阳性菌的细胞壁结构较致密，肽聚糖层厚，含脂质少，脱色时乙醇不易进入，而且 95% 乙醇可使细胞壁脱水，细胞壁间隙缩小，通透性降低，阻碍结晶紫和碘复合物渗出。而革兰阴性菌的细胞壁结构疏松，肽聚糖层薄，含脂质多，易被乙醇溶解，致使细胞壁通透性增高，细胞内的结晶紫与碘复合物易被溶出而脱色。

2. 革兰染色法的操作步骤

（1）涂片。取清洁、无油迹的载玻片 1 张，用蜡笔划线将其分成左、右两格。用接种环先挑取生理盐水 1~2 环并置于载玻片每格中央，再分别挑取少许大肠埃希菌和金黄色葡萄球菌菌落与生理盐水研匀，涂成直径约 1.5 cm 的菌膜。

（2）干燥。让涂片自然干燥，也可在酒精灯火焰较远处微微加热烘干。

（3）固定。干燥后的标本片在酒精灯火焰上来回通过 3 次（以钟摆的速度），冷却后染色。固定的目的在于杀死细菌，并使菌膜与玻片牢固黏附，避免染色过程中被水冲洗掉；通过固定还可凝固细胞质，改变细菌对染料的通透性，使细菌易与染料结合而着色。

（4）染色。分为以下 4 步。

$$结晶紫 \xrightarrow[\text{（初染）}]{1\,min,\ 水洗} 鲁氏碘液 \xrightarrow[\text{（媒染）}]{1\,min,\ 水洗} 95\%乙醇 \xrightarrow[\text{（脱色）}]{约\ 0.5\,min,\ 水洗} 稀释的石炭酸复红溶液 \xrightarrow[\text{（复染）}]{0.5\,min,\ 水洗} 待干，镜检$$

（5）油镜观察。

3. 革兰染色法的染色结果　革兰阳性菌被染成紫色，革兰阴性菌被染成红色。

4. 注意事项

（1）涂片厚薄要适宜，以菌膜刚好能透过字迹为宜（半透明）。如果涂片太厚，有可能将革兰阴性菌染成紫色；如果涂片太薄，则可能将革兰阳性菌染成红色。

（2）脱色时间长短要适宜。如果涂片较厚，应相应地延长脱色时间；如果涂片较薄，则相应地缩短脱色时间。脱色时应不断旋转玻片以将乙醇摇匀，使其充分脱色，通常脱到乙醇中没有紫色液体流下即可。

（3）水洗时，水流不能过大，避免水流直接对准菌膜冲洗。

（4）所有染液应防止因蒸发而发生浓度改变，特别是鲁氏碘液久存或受光后会失去媒染作用。涂片上积水过多会降低染液浓度，影响染色效果。

（5）因细菌的菌龄不同，染色结果也有差异，一般以 18～24 h 的培养物的染色效果最好。

5. 医学意义　革兰染色有助于细菌的初步鉴别，并可作为选择药物的参考，还有助于了解细菌的致病性。

## 【实验作业】

1. 线上作业　完成医学形态学数字化教学平台的线上章节练习。

2. 线下作业

（1）分析影响革兰染色结果的因素有哪些。

（2）简述革兰染色的医学意义。

# 实验三　细菌不染色标本的检查法

## 【实验目的】

（1）掌握细菌不染色标本的检查方法。

（2）了解细菌不染色标本的用途和临床意义

## 【实验材料】

（1）变形杆菌、金黄色葡萄球菌肉汤培养物（培养 8～18 h）。

（2）凹玻片、载玻片、盖玻片、凡士林、接种环、酒精灯。

## 【实验内容】

进行细菌动力的观察。检查细菌动力时需注意区分真正的运动和分子运动。前者是由细菌鞭毛引起的有方向性的位移；而后者是水分子撞击细菌而引起的布朗运动，细菌只在原位颤动，无鞭毛的细菌仅有此种分子运动。

1. 压滴法　取一张洁净的载玻片，用接种环取金黄色葡萄球菌和变形杆菌幼龄菌液各 2～3 环，分别置于载玻片两端，加盖玻片。先用低倍镜对光，再用高倍镜观察细菌的动力和形态。

2. 悬滴法

（1）取凹玻片 2 张，在凹窝周围涂抹少许凡士林。

（2）各取一接种环的变形杆菌、金黄色葡萄球菌幼龄培养物，分别放于两块盖玻片中央。

（3）将凹玻片反转，使凹窝对准盖玻片中心，将其覆于其上，粘住盖玻片后再反转，以接种环柄轻压盖玻片，使其与凹窝边缘粘紧。

（4）先以低倍镜找到悬滴的边缘，再换用高倍镜或油镜观察。

（5）观察时，注意比较变形杆菌和金黄色葡萄球菌的运动情况有何不同。

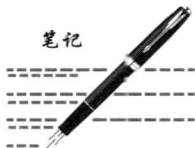

## 【实验结果】

有鞭毛细菌的运动特点是有明显的定向运动，从一处泳至另一处。

无鞭毛细菌的运动特点是呈原位颤动，为环境中液体分子的冲击造成的。

## 【注意事项】

（1）观察悬滴标本时，先用低倍镜找到悬滴的边缘，然后将视野移至悬滴中央。

（2）调节螺旋时，切忌过度下旋，以免压碎盖玻片。

（3）观察不染色标本时，光线宜暗，即应降低聚光器，缩小光圈。

（4）需注意标本片制好后应尽快观察，以免水分蒸发影响观察结果。

## 【实验作业】

1. 线上作业　完成医学形态学数字化教学平台的线上章节练习。

2. 线下作业

（1）观察实验结果并记录。

| 菌种名称 | 镜下现象观察 | 动力实验结果 |
| --- | --- | --- |
| 变形杆菌 | | |
| 金黄色葡萄球菌 | | |

（2）请思考：进行细菌不染色标本的观察时应注意哪些问题？

# 实验四　细菌分布的检查和外界因素对细菌的影响

## 【实验目的】

（1）掌握紫外线的杀菌机制、特点和应用。

（2）熟悉常用的细菌分布检查方法。

（3）了解细菌在自然界及人体的分布，并建立无菌观念。

## 【实验材料】

1. 培养基　90 mm 普通平板、肉汤培养基。

2. 试剂　2.5%碘酊、75%乙醇。

3. 菌种　枯草杆菌、葡萄球菌。

4. 其他　酒精灯、无菌棉签、超净工作台、镊子等。

## 【实验内容】

1. 皮肤消毒实验

（1）取普通平板 1 个，用记号笔在平板底部将其划分为三格，并分别注明"消毒

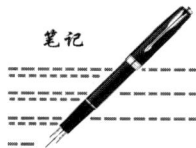

前""消毒后"和"对照"。

（2）伸出任一手指在"消毒前"的培养基表面轻轻按一下。然后将相邻的另一手指经2.5%碘酊、75%乙醇消毒（注意皮肤消毒方法）并待干后，再在"消毒后"的培养基上轻按一下。剩下一格为空白对照。

（3）将培养基置于37℃下培养18~24 h，观察结果。

2. 咽部细菌检查

（1）采样。持无菌棉签1根，待受试者张大口后，迅速伸入对方腭垂后的咽喉部，轻轻揩取咽喉壁上的分泌物。

（2）接种。以无菌方法用棉签在琼脂平板的一角（1/4处）来回划线，然后用接种环在原划线上过2~3下，接着往下划线分离。

（3）培养。写上标记，将平板放于37℃下，培养18~24 h。

（4）结果观察。拿出平板，观察有无细菌生长，并记录结果。

3. 空气中细菌的检查

采样时间：消毒后，操作前。

采集方法：平板暴露法。

将普通营养琼脂平皿（直径9 cm）放置于各采样点，采样高度为距地面0.8~1.5 m；采样时将平皿盖打开，扣放于平皿边沿，暴露规定时间后盖上平皿盖并及时送检。

结果计算：根据奥梅梁斯基公式（奥氏公式），5 min 内在100 cm² 的面积上降落的细菌数相当于10 L 空气中所含的细菌数。

$$细菌数（CFU/m^3）= \frac{50\,000N}{A \times t}$$

式中　$t$ 为平皿暴露于空气中的时间（min）；$N$ 为培养后，平皿上的细菌总数；$A$ 为所用平皿的面积（cm²）。

实验方法：取1块平板，用标记笔在底面标记"空气"及"××班×室×组"。打开平板并放置一定时间（四组可分别放置5 min、10 min、20 min、30 min），然后盖上平板，翻转后放入37℃恒温培养箱18~24 h，观察结果。

4. 紫外线消毒实验

（1）工作原理。细菌的DNA可以吸收紫外线，使一条DNA链上的两个胸腺嘧啶共价结合形成二聚体，从而干扰DNA的复制与转录，导致细菌的死亡和变异。波长在200~300 nm 的紫外线有此杀菌作用，其中以波长为265~266 nm 的紫外线的杀菌作用最强。

（2）适用范围。因紫外线的穿透力差，故只适用于空气和物体表面的消毒。

（3）实验方法。取1块平板，用标记笔在底面标记"紫外线"及"××班×室×组"。再沿直径方向划一直线，把平板一分为二，然后在两侧分别标记"金葡"和"枯草"。用无菌棉签取液体培养基中的细菌（金葡菌或枯草杆菌），打开盖子，在标记"金葡"侧用连续涂布的方法接种金葡菌，用同样的方法在标记"枯草"侧接种枯草杆菌。然后将平板放置在超净工作台中，打开盖子，但使盖子盖住一部分培养基。打开紫外线灯，照射30 min。然后盖上平板，翻转后放入37℃恒温培养箱中培养18~24 h，然后观察结果。

（4）注意事项。①做室内空气消毒时，通常先关闭室内的门、窗，打开紫外灯之后随即离开，让其照射30 min。返回时，应先关好灯。避免长时间在紫外线下工作，这是因为紫外线对眼和皮肤均有损伤。②紫外灯杀菌的有效距离为2~3 m。

【实验作业】

1. 线上作业　完成医学形态学数字化教学平台的线上章节练习。

2. 线下作业

（1）记录手指消毒前、后细菌的检查结果。

| 分组 | 细菌生长情况 | 意义 |
|---|---|---|
| 消毒前 | | |
| 消毒后 | | |

（2）记录咽部细菌的检查结果。

| 细菌生长情况 | 意义 |
|---|---|
| | |

（3）记录空气中细菌的检查结果。

| 组别 | 暴露时间 | 菌落数量 | 细菌数/<br>（CFU · m⁻³） | 意义 |
|---|---|---|---|---|
| 第一组 | | | | |
| 第二组 | | | | |
| 第三组 | | | | |
| 第四组 | | | | |

（4）记录紫外线消毒实验的结果。

| 部位 | 细菌生长情况 | 意义 |
|---|---|---|
| 暴露处 | | |
| 未暴露处 | | |

（5）简述正常菌群的定义和生理功能。

# 实验五　药物敏感试验

【实验目的】

（1）掌握药物（抗生素）敏感试验（简称药敏试验）结果的判读和临床意义。

（2）熟悉药物（抗生素）敏感试验的操作方法。

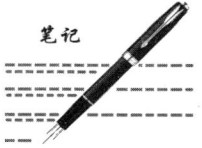

**【实验材料】**

1. 培养基　水解酪蛋白琼脂（MH 琼脂）。
2. 菌种　金黄色葡萄球菌、大肠埃希菌。
3. 抗菌纸片　苯唑西林、青霉素、克林霉素、红霉素（金黄色葡萄球菌用），氨苄西林、头孢唑林、头孢噻吩、庆大霉素（大肠埃希菌用）。
4. 其他　无菌棉签、镊子、恒温箱等。

**【实验内容】**

抗菌药物敏感试验是测定抗菌药物在体外对病原微生物有无抑菌或杀菌能力的方法。药敏试验的意义：①预测抗菌药物的临床治疗效果，帮助临床医师针对某一特定的临床感染选择合适的药物；②对细菌耐药谱进行分析，用来做某些细菌的鉴定；③监测细菌的耐药性，了解细菌的耐药变迁情况，掌握耐药菌感染的流行病学。

目前各国临床微生物学实验室广泛采用标准纸片扩散法，即 Kirby-Bauer 法（K-B 法）。

**【实验方法】**

（1）用无菌棉签挑取 4~5 个在血平板上孵育 16~24 h 的菌落，将菌落置于无菌生理盐水中，校正其浊度于 0.5 麦氏单位（0.5 麦氏比浊管比浊）。

（2）取 MH 平板一块，然后用棉签蘸取菌液，在试管内壁轻轻挤去多余菌液后均匀涂布于整个平板表面 3 次，每次旋转平板 60°，最后沿平板内缘涂一周。

（3）将平板放置约 10 min，用镊子分别夹取所选择的药敏纸片贴于其上。室温下放置 5 min 左右，于 37 ℃恒温箱中培养 16~18 h。

**【注意事项】**

（1）纸片放置应该迅速、准确，不得在平板上拖动纸片。
（2）纸片间的距离和位置要均匀，离平板边缘不小于 15 mm，两纸片间距离不小于 24 mm。

**【结果判读】**

用尺子准确测量抑菌圈的直径（mm），抑菌圈的边缘以肉眼见不到细菌明显生长为限。结果报告应以最小抑菌圈的直径为准。

该试验中抗菌药物的选择常规分成 A、B、C、U 四组。

A 组所列的抗生素为常规首选的药敏试验药物。

B 组为临床使用的主要抗生素，尤其是在医院内感染时使用的抗生素，可在下列情况下使用。①细菌对 A 组同类抗生素耐药。②标本来源不同时，如第三代头孢菌素用于脑脊液中的肠杆菌，磺胺甲噁唑用于从尿道分离出的细菌。③多种微生物感染。④多部位感染。⑤感染流行的控制。⑥对 A 组抗生素过敏、耐受或无反应。

C 组用于对 A 组药物耐药的流行菌株和某些不常见的细菌（如肠外分离的沙门菌属或耐万古霉素肠球菌）或对 A 组药物过敏的患者。

U 组仅用于尿道中分离的细菌，不用于尿道外分离菌的常规药敏试验。

## 【实验作业】

1. 线上作业 完成医学形态学数字化教学平台的线上章节练习。

2. 线下作业

（1）药敏试验的结果记录。

| 待测细菌 | 抗生素 | 抑菌圈的直径/mm | 敏感程度（S/R） |
|---|---|---|---|
| 金葡菌 | 苯唑西林 | | |
| | 青霉素 | | |
| | 克林霉素 | | |
| | 红霉素 | | |
| 大肠埃希菌 | 氨苄西林 | | |
| | 头孢唑林 | | |
| | 头孢噻吩 | | |
| | 庆大霉素 | | |

（2）试述药敏试验的临床意义。

# 实验六 细菌鉴定技术

## 【实验目的】

（1）熟悉细菌性感染的微生物学检查方法。
（2）熟悉肠道杆菌的微生物学检验程序。

## 【实验材料】

1. 菌种 黏质沙雷菌、大肠埃希菌、变形杆菌。
2. 培养基 麦康凯琼脂平板（MAC 平板）、蛋白胨培养基、乳糖发酵管。
3. 诊断血清 沙门菌多价血清、志贺菌四价血清。

## 【实验内容】

致病菌感染的诊断除根据临床症状、体征和一般检验外，还需取合适的标本进行细菌学、血清学或分子生物学等检查。这些检查对病因诊断、药物治疗和疾病监测等方面均极为重要。采集可疑的粪便、血液、脓液、尿液等标本或选用菌种，并将其接种于相应的选择培养基［MAC 培养基、沙门菌志贺菌（SS）培养基和伊红-亚甲蓝（EMB）培养基］、血琼脂平板等，选择适当的方法培养。如果标本内有可疑细菌生长，即可根据菌落特点、形态及染色性等做出初步的判断，并为进一步鉴定指示方向。

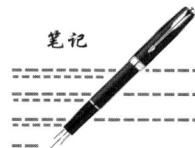

1. 细菌　鉴定流程如下。

（1）标本的采集与运送。

（2）细菌的分离培养。

（3）挑选可疑菌落增菌。

（4）细菌的鉴定（生化反应、血清学试验、分子生物学实验等）。

（5）药敏试验。

2. 肠道杆菌　鉴定流程如下。

（1）采集、运送临床标本（血液、尿、粪、痰、分泌液、脓液等）。

（2）分离培养。①对平板分区划线。②辨认并描述菌落。

（3）对可疑菌落增菌纯培养。

（4）菌种的生化鉴定试验和药敏试验。①生化反应举例：吲哚试验、乳糖发酵试验、克氏双糖铁（KIA）培养基。②血清学试验：沙门菌多价血清、志贺菌四价血清。

## 【实验作业】

1. 线上作业　完成数字化教学平台的线上章节练习。

2. 线下作业

（1）肠道选择培养基的菌落观察。

| 菌种 | MAC 培养基表面菌落的颜色 | 原理 |
| --- | --- | --- |
| 大肠埃希菌 | | |
| 变形杆菌 | | |

（2）吲哚试验。

| 菌种 | 描述反应现象 | 结果判断（+/−） |
| --- | --- | --- |
| 大肠埃希菌 | | |
| 变形杆菌 | | |

（3）乳糖发酵试验。

| 菌种 | 产酸 | 产气 | 试验结果 |
| --- | --- | --- | --- |
| 大肠埃希菌 | | | |
| 变形杆菌 | | | |

（4）克氏双糖铁（KIA）培养基。

| 菌种 | 上层（分解乳糖） | 中层（产生 $H_2S$） | 下层（分解葡萄糖） |
| --- | --- | --- | --- |
| 大肠埃希菌 | | | |
| 黏质沙雷菌 | | | |
| 变形杆菌 | | | |

（5）血清学试验。

| 菌种 | 诊断血清 | | 细菌鉴定 |
| --- | --- | --- | --- |
| | 沙门菌多价血清 | 志贺菌四价血清 | |
| A | | | |
| B | | | |
| C | | | |

# 实验七　细菌的接种

## 【实验目的】

（1）掌握液体培养基、固体培养基、半固体培养基、斜面培养基、克氏双糖铁（KIA）培养基等的细菌接种方法。

（2）掌握细菌在培养基上的生长现象。

## 【实验材料】

金黄色葡萄球菌、大肠埃希菌、液体培养基、固体培养基、半固体培养基、斜面培养基、克氏双糖铁（KIA）培养基、酒精灯、接种针、接种环。

## 【实验内容】

1. 液体培养基上的接种　用无菌接种环挑取细菌，在试管内壁与液面交界处轻轻研磨，使细菌混匀于液体培养基内。将试管置于36 ℃±1 ℃温箱内，培养24 h±2 h。主要用于大量培养细菌、观察细菌的生长现象。

2. 固体培养基上的接种　采用分区划线分离法，主要用于细菌含量较多的标本（如粪便、脓液、痰液等）的分离培养。将标本接种于第一区并划线，在第二、第三、第四区依次用接种环划线，每区划线完毕均应烧灼接种环，待凉后再划下一区。划线时只接触上一区2~3次，使细菌逐渐减少以便分离出单个菌落。将平板置于36 ℃±1 ℃温箱内，培养24 h±2 h。

分区划线分离的目的是将标本中混合的多种细菌在平板上分散开，使之生长形成单个菌落，为下一步细菌的鉴定等打下基础。

3. 半固体培养基上的接种　用接种针挑取细菌，在半固体培养基中央垂直穿刺至距管底约4 mm，再沿穿刺线退出接种针。将试管置于36 ℃±1 ℃温箱内，培养24 h±2 h。主要用于细菌的保存、细菌动力的观察。

4. 斜面培养基上的接种　用左手握住菌种管和斜面培养基，右手持接种针。右手小指与手掌、小指与无名指分别拔出两管的棉塞，将管口通过火焰灭菌。用接种针挑取菌落，插入斜面培养基3/4处，拔出接种针并在斜面上来回蜿蜒划线。管口用火焰灭菌后，塞上棉塞，置于36 ℃±1 ℃温箱内，培养24 h±2 h。主要用于细菌的鉴定、保存、动力观

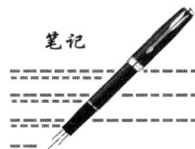

察及某些生化反应。

5. KIA 培养基上的接种　用接种针挑取菌落，插入 KIA 培养基下方 3/4 处，拔出接种针，在斜面上来回蜿蜒划线。将试管置于 36 ℃±1 ℃温箱内，培养 24 h±2 h。

### 【实验作业】

1. 线上作业　完成医学形态学数字化教学平台的线上章节练习。

2. 线下作业　记录细菌的生长现象。

（1）细菌在液体培养基上的生长现象。

| 菌种 | 液体培养基上的生长现象 |
| --- | --- |
| 金黄色葡萄球菌 | |
| 大肠埃希菌 | |

（2）细菌在半固体培养基上的生长现象。

| 菌种 | 穿刺线 | 培养基 | 动力试验结果 |
| --- | --- | --- | --- |
| 金黄色葡萄球菌 | | | |
| 大肠埃希菌 | | | |

（3）细菌在固体培养基上的生长现象。

| 菌种 | 菌落的描述 | | | | | |
| --- | --- | --- | --- | --- | --- | --- |
| | 大小 | 形状 | 边缘 | 表面 | 色素 | 透明度 |
| 金黄色葡萄球菌 | | | | | | |
| 大肠埃希菌 | | | | | | |

（4）细菌在斜面培养基上的生长现象。

| 菌种 | 斜面培养基上的生长现象 |
| --- | --- |
| 金黄色葡萄球菌 | |
| 大肠埃希菌 | |

# 实验八　大肠菌群的检验

### 【实验目的】

（1）掌握大肠菌群的乳糖发酵法检验程序。

（2）掌握大肠菌群检验结果的判定。

笔记

## 【实验原理】

大肠菌群指的是具有某些特性的一组与粪便污染有关的细菌，即需氧及兼性厌氧、在 37 ℃条件下能分解乳糖而产酸、产气的革兰阴性无芽孢杆菌。因此大肠菌群的检验一般都是根据它的定义进行的。

## 【实验材料】

乳糖胆盐发酵管、伊红-亚甲蓝琼脂（EMB）平板、恒温培养箱（36 ℃±1 ℃）、乳糖发酵管、光学显微镜、载玻片、擦镜纸、香柏油等。

## 【大肠菌群的检验程序和操作步骤】

大肠菌群的检验程序如图 8-1 所示。具体操作步骤如下。

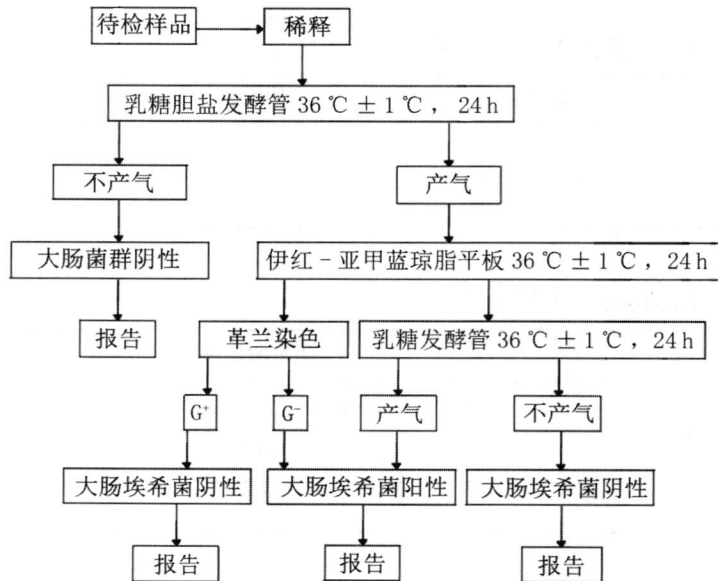

图 8-1 大肠菌群的检验程序

1. 待检样品的稀释　以无菌操作将待检样品 25 ml 放于 225 ml 灭菌生理盐水中，经充分振摇制备成 1∶10 的均匀稀释液。

2. 乳糖发酵试验　将待检样品接种于乳糖胆盐发酵管内，然后置于 36 ℃±1 ℃温箱内，培养 24 h±2 h，观察是否产气。如果不产气，可报告为大肠菌群阴性。

3. 分离培养　将产气的发酵管内的样品接种于伊红-亚甲蓝琼脂平板上，置于 36 ℃±1 ℃温箱内，培养 18~24 h，然后取出。观察菌落形态，并做革兰染色和证实实验。

4. 证实实验

（1）革兰染色。

（2）同时将待检样品接种于乳糖发酵管，将产气的发酵管接种于伊红-亚甲蓝琼脂平板上，置于 36 ℃±1℃温箱内，培养 24 h±2 h，观察产气情况。凡检验出乳糖管产气、革兰染色为阴性的无芽孢杆菌，即可报告为大肠菌群阳性。

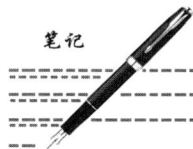

**【实验作业】**

1. 线上作业　完成数字化教学平台的线上章节练习。

2. 线下作业　记录实验结果。

（1）观察细菌在乳糖胆盐发酵管中的生长现象并记录。

| 产酸 | 产气 | 试验结果 |
|------|------|----------|
|      |      |          |

（2）观察细菌在伊红-亚甲蓝琼脂平板中的生长现象并记录。

|      | 大小 | 颜色 | 原理 |
|------|------|------|------|
| 菌落 |      |      |      |

（3）观察细菌在乳糖发酵管中的生长现象并记录。

| 产酸 | 产气 | 试验结果 |
|------|------|----------|
|      |      |          |

（4）观察革兰染色结果并记录。

| 产酸 | 颜色 | 试验结果 |
|------|------|----------|
|      |      |          |

（5）结果报告。

|        | 结果（阳性/阴性） |
|--------|------------------|
| 大肠菌群 |                  |

# 实验九　人体常见寄生虫标本的观察

**【实验目的】**

（1）掌握人体寄生虫的常用检查方法。

（2）熟悉人体常见寄生虫虫卵的形态特征。

（3）了解人体常见寄生虫成虫的外形特征。

（4）初步识别常见寄生虫幼虫和中间宿主。

**【实验材料】**

1. 示教标本　常见蠕虫卵（线虫卵、吸虫卵和绦虫卵）的示教标本；人体常见寄生蠕虫成虫（蛔虫、丝虫、带绦虫等）和幼虫（猪囊尾蚴、旋毛虫幼虫囊包）的示教标本；部分寄生虫感染（蛔虫性肠梗阻、胆道蛔虫病等）的病理标本；人体常见寄生原虫（溶组织内阿米巴、阴道毛滴虫、蓝氏贾第鞭毛虫、杜氏利什曼原虫、间日疟原虫、刚地弓形虫）的示教标本。

2. 器材及其他 光学显微镜、香柏油、擦镜纸等。

## 【实验内容】

1. 蠕虫卵的示教标本

（1）线虫卵。包括蛔虫卵、鞭虫卵、钩虫卵、蛲虫卵。

（2）吸虫卵。包括华支睾吸虫卵、卫氏并殖吸虫卵、布氏姜片吸虫卵、日本血吸虫卵。

（3）绦虫卵（带绦虫卵）。

2. 人体常见寄生虫成虫和幼虫的示教标本

（1）线虫成虫。包括蛔虫、鞭虫、钩虫、蛲虫、旋毛虫的成虫标本。

（2）吸虫成虫。包括华支睾吸虫、卫氏并殖吸虫、布氏姜片吸虫、日本血吸虫的幼虫标本。

（3）绦虫成虫。包括猪带绦虫、牛带绦虫、细粒棘球绦虫的成虫标本。

3. 部分寄生虫感染的病理标本

（1）蛔虫性肠梗阻的病理标本。

（2）胆道蛔虫病的病理标本。

4. 人体常见寄生原虫的示教标本

（1）叶足虫。即溶组织内阿米巴的滋养体及包囊。

（2）鞭毛虫。包括杜氏利什曼原虫的无鞭毛体和前鞭毛体、蓝氏贾第鞭毛虫的滋养体及包囊、阴道毛滴虫的滋养体。

（3）孢子虫。包括刚地弓形虫的滋养体，以及间日疟原虫的环状体、滋养体、裂殖体和配子体。

## 【实验作业】

（1）完成医学形态学数字化教学平台的线上章节练习。

（2）绘图。绘制常见蠕虫卵及原虫的形态示意图。

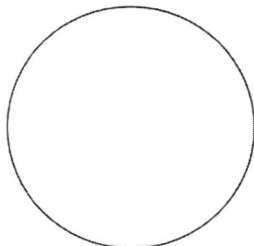

蛔虫卵

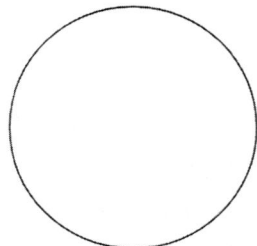

鞭虫卵

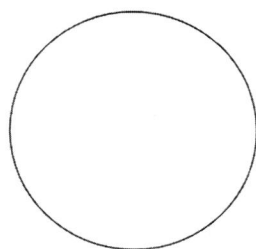

肝吸虫卵

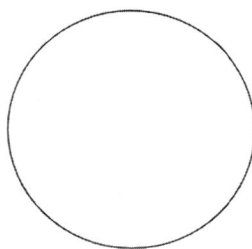

肺吸虫卵

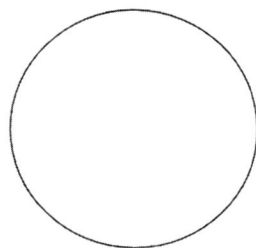

带绦虫卵

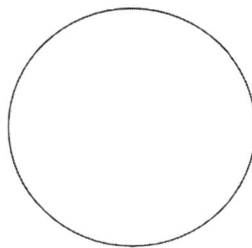

溶组织内阿米巴滋养体

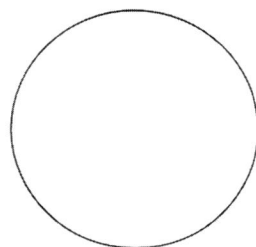

阴道毛滴虫滋养体

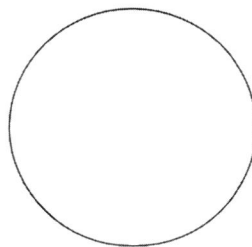

间日疟原虫环状体

# 实验十　酶联免疫吸附试验（ELISA）

## 【实验目的】

（1）掌握酶联免疫吸附试验（enzyme linked immunosorbent assay，ELISA）检测乙型肝炎表面抗原（hepatitis B surface antigen，HBsAb；双抗夹心法）的实验方法和结果分析。

（2）熟悉酶联免疫吸附试验（ELISA）的原理。

## 【实验原理】

酶联免疫吸附试验（ELISA）是将抗原抗体反应的特异性与酶促反应的高效性结合起来的一门技术。将抗体（抗原）包被在固相载体表面后，加入待测抗原（抗体）和酶标抗体（抗原），充分反应后洗涤，使固相载体上形成的抗原-抗体复合物与其他物质分离，洗去游离的酶标抗体（抗原），最后加入酶底物，使之发生酶促反应而显色，根据显色的程度对标本中的抗原（抗体）进行定性或定量分析。

【实验材料】

（1）ELISA 检测 HBsAb 试剂盒（微量反应孔，酶标物，阳性对照，阴性对照，显色剂 A，显色剂 B，终止液）。

（2）标本为人血清。

（3）微量加样器，吸头，吸水纸，洗液。

（4）温箱（37 ℃）。

【实验步骤】

（1）选择三个包被有相应抗体（或抗原）的反应微孔，分别加入阳性对照、阴性对照各一滴、待测样品 50 μl，再向各反应孔中加酶标物 1 滴。贴上封膜，尽快放置于 37 ℃温箱内反应 30 min。

（2）洗板。倾去反应微孔中的内容物，并将反应微孔在吸水纸上拍干，用洗液注满微量反应孔，等 15~20 s 后甩干，再放于吸水纸上拍干。如此反复洗 5 次。

（3）按顺序每孔加显色剂 A 各一滴后，再按顺序加显色剂 B（酶底物）各一滴。贴上封膜，尽快放入 37 ℃温箱内避光显色 15 min（从开始加第一滴显色剂 B 开始计时）。

（4）每个微量反应孔加终止液各一滴，混匀，并于 10 min 内判断结果。

【实验结果】

阳性对照：显色。阴性对照：不显色。所测样品与对照相比来判断结果。

【实验作业】

（1）完成医学形态学数字化教学平台的线上章节练习。

（2）根据说明书完成试验操作，并填写下表。

**酶联免疫吸附试验（ELISA）检测 HBsAb**

| HBsAb | 阳性对照 | 阴性对照 | 血清 1 | 血清 2 |
|---|---|---|---|---|
| 试验现象 | 显色 | 不显色 | | |
| 试验结果 | + | − | | |

（3）请画出 ELISA（酶联免疫吸附试验）检测 HBsAb（双抗夹心法）的实验原理示意图。

# 实验十一　金免疫技术（胶体金免疫层析法）

【实验目的】

（1）掌握斑点免疫层析试验检测人绒毛膜促性腺激素（human chorionic gonadotropin，HCG）的实验方法和结果分析。

（2）熟悉斑点免疫层析试验检测 HCG 的实验原理。

## 【实验原理】

斑点免疫层析试验（dot immunochromatographic assay，DICA）简称免疫层析试验（ICA），是以硝酸纤维素膜为载体，利用微孔膜的毛细管作用，滴加在膜条一端的液体慢慢向另一端渗移，如层析一般。金标鼠抗 α-HCG 单克隆抗体干片粘贴在近下端（G 区），鼠抗 β-HCG 单克隆抗体、兔抗鼠 IgG 抗体分别包被在硝酸纤维素膜的测试区（T 区）和质控区（C 区）。测试时，试纸条下端浸入标本中，通过层析作用，标本中的蛋白质分子向上端移动，流经干片时将 G 区的金标鼠抗 α-HCG 抗体复溶，若待检标本中含 HCG，即形成金标抗 α-HCG-HCG 复合物，移至测试区（T 区）时，形成金标抗 α-HCG-HCG-β-抗 β-HCG 复合物，金标鼠抗 α-HCG 被固定下来而使 T 区显示红色线条，呈阳性反应。多余的金标抗 β-HCG 抗体移至质控区被兔抗鼠 IgG 抗体捕获，从而使 C 区呈现红色质控线条。（图 8-2）

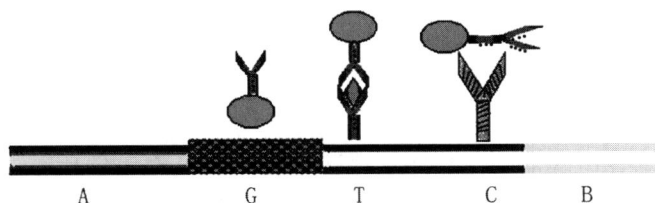

图 8-2　DICA 检测 HCG 的原理

## 【实验材料】

1. 胶体金层析条　所用试剂全部为干试剂且被组合在该层析条上，有商品供应。
2. 标本　待检血清、HCG 阳性血清。

## 【实验步骤】

（1）将试剂条标记线一端浸入待检样品中 2~5 s，然后平放于水平桌面上。
（2）室温下 10 min 内，目测观察结果。

## 【实验结果】

1. HCG 阳性（+）　两条紫红色条带出现，样品中含有 HCG。
2. HCG 阴性（-）　仅质控区（C）出现一条紫红色条带，被检测样品中不含 HCG。
3. 试剂条无效　质控区（C）未出现紫红色条带，表明不正确的操作过程或试剂盒已变质失效。

注：血 HCG 的正常浓度<10 IU/L，妊娠不同时期以及各孕妇之间血清 HCG 的绝对值变化很大。一般非妊娠女性的血 HCG<10 IU/L。在妊娠最初 3 个月内，HCG 的水平每天升高约一倍。HCG 检查对早期妊娠诊断有重要意义，对于妊娠相关疾病、滋养细胞肿瘤等疾病的诊断、鉴别和病程观察等有一定价值。

## 【实验作业】

（1）完成医学形态学数字化教学平台的线上章节练习。

（2）根据说明书完成试验操作，并填写下表。

**斑点金免疫层析试验检测标本中的 HCG**

| HCG | 质控带 | 反应带 | 结果判断 |
|---|---|---|---|
| 标本 A |  |  |  |
| 标本 B |  |  |  |

# 实验十二　补体溶血试验

## 【实验目的】

掌握补体参与的溶血反应的原理、方法和临床意义。

## 【实验原理】

将红细胞多次注射于动物［如用绵羊红细胞（SRBC）多次免疫家兔］可使之产生相应的抗体（溶血素），红细胞与相应抗体相结合，在电解质存在时，可使红细胞产生凝集现象；若同时加入新鲜动物血清，则血清中的补体可与红细胞及其抗体（溶血素）形成的免疫复合物结合，从而激活补体，导致红细胞溶解，产生溶血现象，这种现象被称为溶血反应。

红细胞和溶血素被称为溶血系统，常在补体结合反应中被用作测定有无游离补体的指示剂。

## 【实验内容】

1. 材料

（1）抗原。2%绵羊红细胞。

（2）抗体。溶血素，即 RBC 抗体。

（3）补体。新鲜豚鼠血清及灭活补体（50℃，30 min）

（4）生理盐水。

（5）小试管、刻度吸管、试管架、37℃水浴箱等。

2. 实验方法

（1）取小试管 5 支，编号后按下表加入各物（容量单位均为 ml）。

| 管号 | 抗原<br>（2%绵羊红细胞） | 抗体<br>（溶血素） | 补体 | 灭活补体 | 生理盐水 |
|---|---|---|---|---|---|
| 1 | 0.5 | 0.5 | — | — | 0.5 |
| 2 | 0.5 | — | 0.5 | — | 0.5 |
| 3 | 0.5 | 0.5 | 0.5 | — | — |
| 4 | 0.5 | 0.5 | — | 0.5 | — |
| 5 | 0.5 | — | — | — | 1.0 |

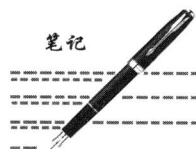

（2）将上述 5 个试管摇匀后置于 37 ℃培养箱内 15～30 min，然后取出观察有无溶血现象。

（3）结果观察。若红细胞溶解，则液体呈红色透明，为溶血反应阳性，以 "+" 表示；若红细胞不溶解，则液体仍呈均匀混浊或有少量红细胞沉于管底，为溶血反应阴性，以 "-" 表示。

（4）注意分析结果及其意义，了解补体的性质与作用。

【实验作业】

（1）完成医学形态学数字化教学平台的线上章节练习。

（2）补体参与的溶血反应结果与分析。

| 管号 | 反应成分 | 结果 | 意义 |
|---|---|---|---|
| 1 | 抗原+抗体 | | |
| 2 | | | |
| 3 | | | |
| 4 | | | |
| 5 | 对照 | — | — |

（3）请问该实验中发生溶血反应的管中激活的是补体的哪条途径？